GOLDMANN

Buch

Altbewährte Heilmethoden und der respektvolle Umgang mit der Natur, von der wir ein Teil sind, rücken wieder in den Mittelpunkt unserer Aufmerksamkeit. Dabei geraten wir auf die Suche nach natürlichen Mitteln, die es uns gestatten, auch unserem Körper, unserem Geist und unserer Seele die Achtung zu schenken, die sie brauchen und verdienen. Im Zuge dieses Bewußtseinswandels findet auch die Anwendung ätherischer Öle zunehmende Beachtung. Immer mehr Menschen nutzen ihre sanften, duftenden Energien, die sowohl pflegen, heilen als auch stimulieren können.

Dieses Handbuch gibt Ihnen eine gezielte Einführung in die Gewinnung, Eigenschaften und Handhabung ätherischer Essenzen. Es beschreibt präzise ihre Anwendungsmethoden und -möglichkeiten, sei es mit der Intention, spezifische Krankheitssymptome zu heilen, als Parfum den Körper in einen angenehmen Duft zu hüllen oder um unsere Spiritualität zu stimulieren. In einer eigenen alphabetischen Übersicht werden die 77 bekanntesten und im deutschsprachigen Raum erhältlichen ätherischen Öle in bezug auf ihre Eigenschaften, ihre allgemeinen und besonderen Anwendungen dargestellt. Eine abschließende exakte Zuordnung der ätherischen Öle zu den ebenfalls alphabetisch aufgeführten Symptomen rundet das Bild ab und gibt Anfängern wie Kennern ein hervorragendes Instrumentarium in die Hand.

Autor

Erich Keller, geboren 1949, studierte zunächst Betriebswirtschaft und war anschließend in Industriebetrieben und in der Verwaltung tätig. Der Abschluß einer folgenden Ausbildung zum Grafik Designer und die intensive Beschäftigung mit Kunst und Malerei, lösten in ihm einen Bewußtseinswandel aus. Er lebte danach in spirituellen Gemeinschaften in Deutschland und Amerika, machte Ausbildungen in Shiatsu, Polarity und Reflexologie, in den letzten Jahren beschäftigte er sich jedoch eingehend mit Aromatherapie und Naturkosmetik.

ERICH KELLER

Das Handbuch der ätherischen Öle

Helfen, Heilen, Pflegen

GOLDMANN VERLAG

Originalausgabe

Dieser Band ist bereits
als Goldmann Taschenbuch Nr. 13504 erschienen

Umwelthinweis:
Alle bedruckten Materialien dieses Taschenbuches
sind chlorfrei und umweltschonend.

Der Goldmann Verlag
ist ein Unternehmen der Verlagsgruppe Bertelsmann

Überarbeitete Neuausgabe 1994

Umschlaggestaltung: Design Team München
Satz: Filmsatz Schröter GmbH, München
Druck: Presse-Druck Augsburg
Verlagsnummer: 13787
Ba · Herstellung: Peter Papenbrok
Made in Germany
ISBN 3-442-13787-X

5 7 9 10 8 6 4

Inhalt

Vorwort

Willkommen in der Welt der Düfte. Viele Menschen bemerken es nie, aber es duftet immer und überall. Ihr Geruchssinn ist ein wichtiger Lotse durch das Leben, der seine Arbeit für Sie oft unbemerkt, aber wirkungsvoll leistet.
Sie, meine lieben Leserinnen und Leser, werden, so hoffe ich, durch dieses Buch ein neues Verständnis für Ihren Geruchssinn und die Wirkung von Düften bekommen, und Sie werden spielerisch lernen, diesen Sinn bewußt zu nutzen. Aber zunächst werden Sie vertraut gemacht mit der Wirkung und Anwendung von Pflanzendüften zur Heilung und Pflege von Körper und Seele.
Wie kann man einen Duft einfangen, werden Sie sich fragen, wie materialisieren? Was da so gut duftet in der Pflanzenwelt, sind die sogenannten ätherischen Öle, die man auf verschiedene Weise mit verschiedenen Methoden aus den Trägerpflanzen lösen kann. Schon in ganz frühen Zeiten der Menschheitsgeschichte bediente man sich der Kräuter, der Wurzeln, Blüten, Harze und anderer Pflanzenteile, um Krankheiten und Wunden zu heilen.
Über Jahrtausende hinweg wurden dann diese ältesten Heilmethoden weiterentwickelt und verfeinert und mit ihnen auch die Methoden der Gewinnung dieser heilenden Extrakte.
Heute verfügen wir über Destillationsverfahren, die es uns ermöglichen, die Lebenskraft heilender Substanzen aus großen Mengen von Pflanzen zu gewinnen. Der Extrakt, Essenz oder ätherisches Öl genannt, wird dann im allgemeinen in kleinen Flaschen aufgefangen und aufbewahrt.
Von Beginn unserer Existenz und lange bevor wir anfingen

denken zu lernen, war unser Geruchssinn bereits voll entwickelt; der Fortbestand der menschlichen Rasse war zu jener Zeit entscheidend abhängig von einem fein arbeitenden Sinnessystem. Wohlgerüche begleiten uns also seit Jahrtausenden.

Wer Süßkinds Roman »Das Parfum« gelesen hat, bekam eine Vorstellung von der Macht der Düfte. Auch in diesem Buch werden Sie, wenn auch aus einer gänzlich anderen Perspektive, Interessantes über Ihren Geruchssinn erfahren und über das, was er mit Ihnen macht, bzw. Sie mit ihm, wenn Sie es verstehen, sich seiner zu bedienen.

Wir leben in einer Zeit, da unser Bewußtsein eine schnelle Veränderung erfährt, bedingt durch die sukzessive Zerstörung unserer Umwelt, unserer Lebensbedingungen. Mehr und mehr rücken dabei alte bewährte Heilmethoden, gesunde Ernährung und der respektvolle Umgang mit der Natur, von der wir ein Teil sind, in den Mittelpunkt unserer Aufmerksamkeit. Wir versuchen, unserer Natur, unserem Körper, unserer Seele, Geist und Gefühlen die Beachtung zu schenken, die sie brauchen und der sie viel zu lange entzogen waren. Wachsenden Interesses erfreut sich im Zuge dieser Bewußtseinsveränderungen auch die Aromatherapie. Immer mehr Menschen nutzen die sanfte, duftende Energie der ätherischen Öle, die heilen, pflegen und stimulieren.

Je komplexer diese Welt und unser Leben werden, desto einfachere Verhaltensweisen sprechen uns quasi als Ausgleich an. Wir wissen seit einiger Zeit um die Beschaffenheit der Mondoberfläche und der Meeresflora, die Lebensgewohnheiten südamerikanischer Indianerstämme am Orinoko und den Pflanzenwuchs im Himalaja – unsere technologischen Möglichkeiten sind fast unbegrenzt, und doch entdecken wir plötzlich wieder die Blume im Garten, die Pflanzen in Feld und Flur.

Wir erinnern uns der alten Heilkünste, dessen, was die Welt der Pflanzen uns an heilenden Kräften bietet. Diese natürlichen Heilmittel nutzen, heißt, im Einklang mit der Natur im allgemeinen zu leben und der des Menschen im besonderen, heißt, wieder »natürlich« zu werden.

Ätherische Öle wirken sanft und auf der körperlichen wie der seelischen Ebene. Immer werden beide Ebenen gleichermaßen angesprochen. So vielfältig die Düfte und ihre erstaunlichen Wirkungen sind, so vielfältig sind auch die Methoden, sie zu benutzen. Dabei muß nicht immer ein therapeutischer Nutzen im Vordergrund stehen. Allein der Umgang mit den Düften, das reine Genießen, kann viel Spaß bereiten. Und wenn Sie sich wohl fühlen und es angenehm finden, wenn Ihre Wohnung und Ihr Badewasser so wunderbar duften, dann haben Sie etwas sehr Wichtiges gefunden, was vielen Menschen heute fehlt: Freude.

Sie können Ihr Bad zu einem Dufterlebnis voller Exotik werden lassen, Sie können Ihr eigenes ganz besonderes Parfum herstellen, Ihren Körperpflegemitteln »Ihre« Düfte zusetzen, die Raumluft aromatisieren und Ihren Speisen mit bestimmten Ölen eine besondere Würznote verleihen.

Um sich selbst zu pflegen, zu helfen und sich wieder wohl zu fühlen, bedarf es keiner spezifischen, teuren Ausbildung. Mit diesem Buch können Sie erste Schritte auf dem Weg der Selbstbehandlung machen. Die Behandlung von ernsten Erkrankungen sollten Sie aber dem Arzt und dem Aromatherapeuten überlassen. Wenn Sie Öle kaufen wollen, sollten Sie zunächst ganz einfach ausgiebig an ihnen riechen und sich von Ihrem Gefühl, Ihrer Intuition leiten lassen. Gefällt Ihnen ein Duft, dann ist er mit großer Sicherheit auch der richtige und gut für Sie. Das ist etwas völlig anderes als beispielsweise der Konsum irgendwelcher »lebloser« Pillen, die Ihnen ein anderer Mensch ver- oder vorschreibt. SIE wählen aus,

SIE entscheiden, SIE tun etwas für Ihr körperliches und seelisches Wohlbefinden.
In diesem Buch werden neben allen wichtigen ätherischen Ölen und ihren Wirkungen auch alle Anwendungsmöglichkeiten beschrieben, ergänzt mit praktischen Rezepturen. Auf die Benutzung unverständlicher, medizinischer Fachausdrücke habe ich verzichtet, damit sich wirklich jeder informieren und den Umgang mit ätherischen Ölen lernen kann. Vielleicht wird dieses Buch Sie dazu anregen, mit sich selbst liebevoller und bewußter umzugehen. Vielleicht wird es Ihr Interesse an den Möglichkeiten der Aromatherapie wecken oder vertiefen. Auf jeden Fall wird Ihnen der Umgang mit ätherischen Ölen viel Freude und viele ungeahnte Dufterlebnisse bringen.
Die vorliegende Ausgabe ist von mir überarbeitet. Die ätherischen Öle, welche in hoher Dosierung oder unsachgemäßer Anwendung mittlerweile als gesundheitsschädigend oder toxisch erkannt wurden und daher nur von medizinisch ausgebildeten Aromatherapeuten, Heilpraktikern oder Ärzten eingesetzt werden dürfen, sind zwar noch beschrieben, erscheinen aber nicht mehr im Symptomregister. Ausdrücklich möchte ich alle Eltern davor warnen, in wohlwollender Eigeninitiative Kinder mit ätherischen Ölen zu behandeln. Besonders bis zum Alter von 3 Jahren sollten Sie ätherische Öle nur in minimalen Mengen wegen ihres Duftes dem Bad zufügen, einem Körperöl beifügen oder in der Duftlampe anwenden. Besonders eukalyptol- und mentholhaltige Öle sollen bis zu diesem Alter nicht im Brust- und Nasenbereich aufgetragen werden, da sie zu Atemstillstand führen können. Vermeiden Sie also Eukalyptus, Cajeput, Pfefferminze und auch Thymian bis zu diesem Alter in diesem Bereich. Einige Tropfen in der Duftlampe sind akzeptabel. Bewahren Sie Ihre ätherischen Öle an einem kindersicheren Ort auf: Die

meisten Unfälle durch Einnahme ätherischer Öle trafen Kinder im Alter bis 5 Jahren.
Den Erwachsenen rate ich, bei allen Dosierungen grundsätzlich weniger als mehr Öle zu benutzen und die im Buch genannten Mengenangaben bei langfristiger, regelmäßiger Anwendung zu halbieren. Bei den ätherischen Ölen wirkt weniger oftmals mehr!
Autor und Verlag übernehmen keine Verantwortung für Fehlanwendungen der hier beschriebenen Rezepturen. Insbesondere bei oraler Einnahme empfehlen wir grundsätzlich die Hinzuziehung eines Arztes.

Erich Keller, im November 1993

Einführung

Historisches

Der Mensch der Frühzeit hatte einen sehr ausgeprägten Geruchssinn, der für sein Überleben und den Fortbestand der Horde oder des Stammes wichtig war. Lange bevor wir denken konnten, war in unserem Gehirn das sogenannte Limbische System entwickelt, in dem auch der Geruchssinn lokalisiert ist.

Der Geruch von Pflanzen, Früchten, Beeren, Pilzen, genießbarem Wasser und unverdorbenem Fleisch war, neben Formen und Farben, ein wichtiges Erkennungsmerkmal bei der Suche nach der richtigen Nahrung. Auch die Wahl des Sexualpartners zum richtigen Zeitpunkt wurde durch den Duft gesichert.

Irgendwann warf der Mensch Äste, trockene Gräser und Pflanzen in sein Feuer, empfing die Düfte, die ihm entstiegen, und spürte deren Wirkungen: Schläfrigkeit, Wachheit, Entspannung, Freude u. a. m. Aß er Pflanzen und Früchte, so merkte er, daß sein Körper in bestimmter Weise darauf reagierte. An den Tieren konnte er beobachten, daß sie jeweils nur bestimmte Pflanzen zu sich nahmen. Also begann er, mit zunehmender Intelligenz, nach den Ursachen seiner Wahrnehmungen zu fahnden. Die Geschichte der Pflanzen- und Kräuterheilkunde begann und damit auch die

Geschichte der Aromatherapie, das Behandeln des Menschen mit dem Duft gewisser Essenzen.
Die Aromatherapie war Bestandteil der ältesten Heilverfahren, lange bevor die uns heute bekannten Herstellungs- und Anwendungsmethoden für ätherische Öle entwickelt wurden. Im Irak fand man neben einem 6000 Jahre alten Skelett eines Mannes Behälter mit Blütenpollen von dort heimischen Heilpflanzen und Blumen, was den Schluß nahelegt, daß dieser Mann ein gelehrter Pflanzenkenner oder Schamane gewesen ist. In China stand bereits 2000 v. Chr. das Heilen mit Pflanzen gewissermaßen in voller Blüte. Es existiert heute noch eine Heilschrift etwa aus dieser Zeit, in der nicht weniger als 8000 Rezepturen zu finden sind.
In den ältesten religiösen Schriften, den Rigvedas (etwa 2000 v. Chr.), heißt es: »Komme, du liebe Pflanze, und heile diesen Kranken für mich.«
Für die Ägypter war das Heilen mit Düften und Essenzen die ihrer Ansicht nach effektivste und beste Methode, denn sie glaubten, daß die Düfte von ihren Göttern speziell dafür der Menschheit gegeben worden waren. Ihre Könige bedienten sich natürlich der kostbarsten Düfte. Sie ließen zu Lebzeiten ihre Teiche mit Rosenwasser füllen, und nach ihrem Tod wurden ihre Körper mit dem Harz der Konifere bestrichen, um den natürlichen Zersetzungsprozeß zu verhindern. Fest in Tücher gewickelt und bandagiert, die mit Myrrhe- und Weihrauch-Öl getränkt waren, konnten die Könige nun frisch und unbeschadet in eine neue Welt gehen und ein neues Leben beginnen. Das Resultat dieser Behandlung bekamen Tausende von Jahren später die Archäologen zu sehen, die ihre Grabkammern öffneten: Die Körper der Pharaonen waren kaum zerfallen. In König Amons Grabkammer fand man Behälter mit duftenden Essenzen, die an Intensität seit 1400 v. Chr. offenbar nichts eingebüßt hatten.

Auch das Volk Ägyptens griff zu duftenden Essenzen. Die Männer benutzten eine Art »Deodorant« aus Myrrhe, Weihrauch, Rosmarin und Thymian. Die ätherischen Öle wurden mit Fett gemischt, das in Form von kleinen Kegeln unter der Kleidung getragen wurde und durch die Hitze langsam schmolz. Das war vor ungefähr 5000 Jahren!

Von babylonischen Königen ist bekannt, daß sie bereits 2000 v. Chr. in duftenden Essenzen badeten und mit kostbaren Ölen massiert wurden.

Aus einer späteren Zeit ist aus Griechenland überliefert, daß man dort in einem Destillationsverfahren ätherische Öle herstellte. Die Griechen der Antike waren es auch, die die Forschung weitertrieben; und das erste Aromatherapie-Buch der Menschheitsgeschichte ist das Werk »Über die Düfte« von Theophrastus.

In den ersten Jahrhunderten nach Christus erblühte auch der Handel mit den duftenden Essenzen. In erster Linie waren es Araber, die Musk aus Tibet, Sandelholz aus Indien und Kampfer aus China in die Länder des Abendlandes brachten.

Die Römer, die von ihren Eroberungsfeldzügen viele neue Düfte mitbrachten, führten meisterlich die Kunst herrlich duftender Bäder und exotischer Massagen zu hoher Blüte.

Die Sufis im Nahen Osten ordneten den einzelnen Körperchakren des Menschen bestimmte Düfte zu und nutzten sie für spirituelle Übungen und Meditationen. Sie wußten um die verschiedenen Körper des Menschen und pflegten neben dem physischen auch den astralen und den spirituellen Körper mit ätherischen Ölen.

Da die Welt nicht mehr am Horizont des einzelnen Betrachters endete, fanden, wie bereits angedeutet, duftende Essenzen aus Asien, dem Orient und Südeuropa ihren Weg auch nach Mitteleuropa und wurden von der sich dort etablierenden Apothekergilde dem Spektrum ihrer Heil- und Pflege-

mittel zugefügt. In Zeiten großer Plagen wie der Pest waren duftende Essenzen eine große Hilfe. In den Straßen und Hospitälern wurden Harze von Pinie, Zeder und Zypresse verbrannt, um – recht erfolgreich – die Epidemie zu bekämpfen.
Im 16. Jahrhundert befaßte sich der Engländer Culpeper, neben anderen in Europa, mit den heilenden und stimulierenden Wirkungen von Pflanzen und duftenden Essenzen. Seine Arbeit hat in Europa erheblich zur Verbreitung des Wissens über ätherische Öle beigetragen.

In unserem Jahrhundert war es der französische Chemiker Gattefossé, dem es bei seinen Experimenten mit Parfums und Kosmetika gelang, die heilenden Kräfte ätherischer Öle neu zu entwickeln. Bei einem dieser Versuche verbrannte er sich eine Hand und steckte sie instinktiv in den nächstbesten Behälter, der Lavendelöl enthielt. Zu seiner Überraschung hielt sich die Verletzung in Grenzen, er bekam keine Brandblasen und die Wunde heilte schnell. Dieses Erlebnis veranlaßte ihn, in dieser Richtung weiterzuforschen, er erfand den Begriff »Aromatherapie« und veröffentlichte 1928 sein erstes Buch zu diesem Thema.
Der französische Arzt Jean Valnet begann, inspiriert von Gattefossés Veröffentlichungen, sich nach umfangreichen Studien der Heilwirkungen von Kräutern mit ätherischen Ölen zu befassen. Bald darauf behandelte er seine Patienten fast nur noch mit ätherischen Ölen und Kräutern und wurde zum Verfasser des »Klassikers« für Aromatherapeuten, das »Handbuch der Aromatherapie«.
Zur gleichen Zeit beschäftigte sich auch die französische Biochemikerin Maury mit den medizinisch-kosmetischen Wirkungen von ätherischen Ölen und rundete damit das neue alte Wissen um die duftenden Essenzen ab.

Der südfranzösische Ort Grasse, in dem Gattefossé lebte, ist heute so etwas wie das Welthandelszentrum für ätherische Öle und andere duftende Produkte für die Parfumindustrie. Ein lohnendes Besuchsziel für alle, die sich für ätherische Öle und ihre Herkunft interessieren. Hier trifft sich alles – Hersteller und Händler und Genießer –, und die Luft ist voller Düfte.

Heute finden Sie ätherische Öle in Reinform und als Bestandteil von Massage- und Badeölen in Apotheken, Naturkost- und Naturkosmetikläden. In einigen Großstädten gibt es Duftläden, die eine große Auswahl an ätherischen Ölen, Massage- und Badeölen, Duftwässern, Aromalampen und Räucherwerk haben. Es wird Ihnen also auf vielfältige Weise und zu verschiedener Gestalt ein natürliches Mittel angeboten, mit dem Sie Ihren Körper stärken und heilen und wieder zur Harmonie von Körper und Geist finden können, einer Harmonie, die durch den Streß des modernen Lebens und negative Umwelteinflüsse oft verloren gegangen ist.

Duft und Geruchssinn

Lassen Sie uns jetzt einmal sehen, wie wichtig der Geruchssinn ist, und wie Sie, oft unbewußt, von Düften beeinflußt werden.
Nachdem Sie einige Stunden in der mit Autoabgasen vernebelten Innenstadt und in luft- und lichtlosen Kaufhäusern mit Einkaufen verbracht haben, fühlen Sie sich benommen und haben Kopfschmerzen. Sie verlassen die Stadt und gehen in einem Nadelwald spazieren. Langsam verschwinden die Kopfschmerzen und Sie fühlen sich wieder klar. Sie atmen tief durch, was Sie in der Stadt vermieden haben, und fühlen sich wieder lebendig.
Flaches Atmen verursacht ein Gefühl von Enge und Angst, weil unserem Körper zu wenig Sauerstoff zugeführt wird. Der Duft von Nadelhölzern regt die Atmung an, und mit der tieferen Atmung setzen wir eine Kettenreaktion von Prozessen in unserem Körper-System in Gang. Beobachten Sie doch jetzt einmal Ihren Atem. Stellen Sie sich vor, Sie gehen in diesem Nadelwald spazieren, ein frischer Wind weht, die Luft ist voller Düfte von Tannen und Fichten und Blumen und Gras. Wie fühlen Sie sich?
Wenn wir ein Krankenzimmer betreten, atmen wir ebenfalls automatisch flacher und nehmen oft unbewußt eine Abwehrhaltung ein. Manchmal wollen wir den Raum möglichst schnell verlassen. Die Ausdünstungen kranker Menschen sind völlig anders als die Gerüche, die Gesunde an sich haben. Ohne den »kranken Geruch« würden wir uns in einem solchen Raum wohler fühlen. Statt dessen lösen die Ausdünstungen gewisse Schutzmechanismen aus – wir wollen uns nicht anstecken, andere, unbestimmte Ängste. Der

typische Krankenhaus-Geruch verbindet sich mit einem bestimmten Gefühl, und mit großer Wahrscheinlichkeit wird dieses Gefühl immer wieder auftreten, sobald wir demselben oder einem ähnlichen Geruch ausgesetzt sind. Auch in anderen Situationen erleben wir immer wieder, wie eng Gerüche und Gefühle untereinander verknüpft sind.

Aber bleiben wir bei den Kranken. Es ist ganz üblich, Blumen als Geschenk mitzubringen, die ihnen Freude bereiten sollen. Freude ist natürlich der beste Heiler, aber in diesem Falle steckt dahinter auch das rudimentäre Wissen, die Ahnung, daß Blumen heilen können.

Wenn wir an blühenden Bäumen und Büschen vorbeigehen oder einen Blumenstrauß bewundern, nehmen wir manchmal eine Blüte vorsichtig in die Hand und riechen daran. Dabei prüfen wir den Duft, stellen fest, ob er uns anspricht oder nicht. In diesem Moment laufen sehr viele Prozesse in unserem Gehirn ab, besonders im Limbischen System. Der Duft wird als Information empfangen und mit bekannten Duftinformationen verglichen. Paßt eine der Informationen auf diesen Duft, sagen wir, daß wir ihn kennen, und geben ihm den entsprechenden Namen.

Oft tauchen auch Erinnerungen an vergangene Situationen und Gefühle auf – wie bei unserem Kranken-Beispiel –, die mit diesem Duft verbunden waren.

Düfte wirken im allgemeinen schnell stimulierend. Erinnern Sie sich doch mal daran, wie es ist, an einer herrlich duftenden Rose zu schnuppern. Wer kennt nicht das freudige, erleichternde Gefühl, wenn einen ihr Duft durchströmt? Jedes Gesicht verändert sich sofort und strahlt etwas mehr Freude aus. Es ist, als ob sich das Herz weitet und öffnet. Ein alltägliches Beispiel, wie Duft auf unsere Gefühle wirkt.

Wem läuft nicht das Wasser im Mund zusammen, wer kennt nicht das plötzliche Hungergefühl, das sich einstellt, wenn man an einer Bäckerei mit frischen Backwaren oder einem Imbiß vorübergeht? Oder versuchen Sie doch einmal, sich den Duft Ihrer Lieblingsspeise vorzustellen. Spüren Sie, wie Sie Appetit und Hunger bekommen? Wenn wir den Duft von Speisen und Getränken wahrnehmen, beginnt der Körper bereits, sich auf Nahrungsaufnahme und Verdauung vorzubereiten. Entsprechend dem wahrgenommenen Duft verändern sich Zusammensetzungen und Mengen von Speichel und Magensäften. Andererseits hat jeder von uns schon einmal erlebt, was passiert bzw. nicht passiert, wenn man zum Beispiel erkältet ist: man riecht nichts, hat keinen Appetit und nichts schmeckt so richtig. Übrigens, unser Geschmackssinn kann nur zwischen süß, sauer, salzig und bitter unterscheiden. Der größte Teil des Genusses am Essen und Trinken wird nur über die Nase – über das Riechen – realisiert. Ohne unseren Geruchssinn wäre es völlig gleichgültig, ob wir Äpfel oder Birnen essen – es würde alles gleich schmecken und eine ähnliche Konsistenz haben.

Wir kennen alle die Wendung »jemanden nicht riechen können«, womit wir beschreiben, daß wir einen Menschen nicht mögen oder mit ihm Schwierigkeiten haben. Aber es kann auch sein, daß wir – unbewußt – im wahrsten Sinne des Wortes seinen Geruch, seinen Duft, nicht vertragen. Jeder Mensch hat seinen individuellen Duft, der sich zudem je nach Stimmung und Gesundheitszustand verändert. Liebe, Freude, Aggression, Wut, Ärger, Krankheit usw. haben ihre spezifischen Duftnoten. Diese Düfte werden von jedem Menschen ausgesandt und von jedem in »Reichweite« empfangen. Können Sie sich vorstellen, welche Informationsmengen Sie in einer Menschenmasse oder einem Raum, in dem sich viele Menschen befinden oder befunden haben, zu verarbeiten haben, und wie diese Signale unter Umständen auf Sie wirken?

Mit Parfum können wir uns eine gute »Duftmaske« anlegen, duften wir frischer, angenehmer und anziehender und verändern damit positiv unsere Wirkung auf andere Menschen. Das wiederum reicht natürlich auf uns als »Duftquelle« zurück und kann unsere Stimmung ganz beträchtlich verändern. Duft ist also eine der Ursachen, warum wir uns zu bestimmten Menschen wie magnetisiert hingezogen fühlen. Über den Schweiß, als Träger des Duftes, werden auch Hormondüfte abgesondert, die unsere Sexualität bzw. die des Partners anregen. Nicht nur für Tiere, auch für Menschen ist Sexualität ein Duft-Erlebnis und in großem Maße von dem abhängig, was »in unsere Nase dringt«.

Wir riechen alles, was uns umgibt: Unser Auto, unsere Wohnung, die Stadt, die Landschaft. Alles hat seinen charakteristischen Duft, den wir mögen müssen, um uns wohlzufühlen. Wenn wir zum Beispiel in einer Wohnung leben, deren Duft uns nicht anspricht, werden wir dort wohl kaum heimisch und glücklich werden. Für unsere Nase ist es ein großer Unterschied, ob wir in einer deutschen Kleinstadt oder einer asiatischen Großstadt mit ihren fremden, durchdringenden Düften zuhause sind. Aber auch unser Geruchssinn macht einen Gewöhnungsprozeß durch und ist anpassungsfähig.

Duft ist ein Molekül, das sich von seinem Träger löst und durch die Luft schwebt. Im oberen Bereich der Nase, dem Organ unseres Geruchssinns, befindet sich die Riechschleimhaut mit etwa 100 Millionen Riechzellen und etwa 600 Millionen Flimmerhärchen, feinen »Fühlern«, die jeden Duft wahrnehmen. Jedesmal, wenn wir einatmen, streicht Luft, angereichert mit Duftmolekülen, an den Flimmerhärchen vorbei und versorgt uns dabei mit vielen verschiedenen Duftinformationen, auch von allerfeinsten Düften. Die Riechschleimhaut ist Teil des Zentralen Nervensystems, das an dieser Stelle direkt mit der Außenwelt Kontakt hat. Der Sinnesreiz gelangt in das Gehirn, in das bereits erwähnte Limbische System. Lange bevor wir denken konnten, war dieser Teil entwickelt und hat so gewissermaßen die Duftinformation aller Zeiten gespeichert. Das Riechhirn versorgt das Denkhirn mit einer Information, und dieses veranlaßt über das Zentrale Nervensystem den Körper zu einer gefühlsmäßigen oder körperlichen Reaktion. Es ist wie bei einem Lichtschalter. Der Strom (Sinnesreiz) gelangt vom Riechhirn zum Denkhirn. Das Denkhirn schaltet und lenkt den Strom zu einem Organ, das reagiert (Licht geht an).

Das Riechhirn befindet sich in dem Teil des Gehirns, in dem auch das Erinnerungsvermögen angesiedelt ist. So können Querverbindungen zwischen einer aktuellen Duftinformation und einem vergangenen Dufterlebnis hergestellt und entsprechende Vergleiche ermöglicht werden. Wir können eine Stimmung wiedererleben, sehen Landschaften, Gesichter und Situationen aus alten Zeiten. Denken wir nur an die Speise, die wir als Kind nicht mochten und deren Duft in uns als Erwachsenem vielleicht immer noch Widerwillen auslöst. Oder der Duft der Mutter oder eines geliebten Menschen, den wir unser ganzes Leben nicht vergessen werden, und der uns manchmal mit einem anderen Menschen zusammenführt, nur weil wir an ihm oder ihr den gleichen Duft »wiedererkennen«.

In diesem Teil des Gehirns sind auch Sympathie und Sexualität lokalisiert. Ob wir mit Antipathie oder Sympathie reagieren, ist, wie bereits beschrieben, eng mit den Düften eines Menschen, einer Situation oder eines Dinges verbunden. (Die Wirkungen der Düfte der ätherischen Öle auf die Sexualität werden im Kapitel *Sexualität* ausführlich beschrieben.)

Vom limbischen Hirnbereich werden außerdem Kreativität, Lebenswille und alle Vitalfunktionen des Körpers (Atmung,

Verdauung, Herztätigkeit, Hormonhaushalt, Immunreaktionen) gesteuert. Ein Duft kann also auch auf diesen Bereich direkt einwirken und entsprechende Reaktionen im Körper und Geist auslösen. Einige Düfte regen Konzentration, Denken, geistige Klarheit und Kreativität an; das sind meistens auch die Düfte, die uns, oft auch unbewußt, am besten gefallen. Finden Sie die Düfte, die Sie am meisten beflügeln und anregen!

Wie schon mehrmals angedeutet, beeinflussen Düfte bzw. ätherische Öle Körper und Seele. Deswegen können sie auch als psychosomatische Heilmittel genutzt werden, als natürliche Heilmittel, welche die Lebensenergie der Pflanzen in sich tragen (und weitergeben), aus denen sie gewonnen wurden. Ätherische Öle sind das Blut und die Seele einer Pflanze, was sie grundlegend von synthetischen pharmazeutischen Produkten unterscheidet, die keine solche natürliche Lebenskraft in sich haben. (Wie diese Öle gewonnen werden, können Sie im nächsten Kapitel erfahren.) Natürlich werden wir nicht nur von Düften aus der Natur umflossen. Ganz leise und oft meisterhaft haben sich Duftspezialisten ans Werk gemacht und beduften viele Dinge, um uns damit zum Kauf oder Konsum anzuregen. So manches Tiefgefrorene duftet uns nach dem Öffnen intensiv entgegen. Warten wir aber eine Weile, dann verliert sich meist der gute Duft. So werden mittlerweile viele Konsumgüter »veredelt«, denn auch die Verkaufsspezialisten und Werbestrategen wissen um die Macht des guten und richtigen Duftes. Aber: Riechen Sie nur mal ganz genau hin!

Gewinnung

Ätherische Öle bzw. Essenzen werden durch verschiedene Methoden aus ganzen Pflanzen, Blättern, Blüten, Wurzeln, Harzen, Rinden oder Schalen gewonnen, wobei durch Brechen der Zellwand der Duft freigesetzt wird.

Mazeration

Bei der Mazeration werden Blüten in heißes Öl getaucht, bis ihre Zellwände brechen und das Öl die Essenz absorbieren kann. Danach werden das heiße Öl und das ätherische getrennt. Eine alte und teure Methode, die nur noch selten angewendet wird.

Pressen

Zitrusöle, wie Zitrone, Orange, Grapefruit, Mandarine und Bergamotte, werden durch Auspressen der Schalen unbehandelter Früchte gewonnen. Die gewonnene Essenz ist rein, hochwertig und zur Einnahme geeignet.

Destillation

Bei dieser Methode bedient man sich des Wassers, um durch Kochen und/oder heißes Bedampfen (auch mit superheißem Dampf) der Pflanzen das Öl aus den Zellen zu lösen. Das verbleibende Wasser ist immer noch ein wertvolles Produkt für die kosmetische Industrie. Die reine Dampfdestillation ist heute die üblichste Methode, große Mengen ätherischer Öle industriell herzustellen. Sie kann nur für solche Pflanzen angewandt werden, die in großen Mengen mit hohem Anteil an ätherischem Öl verfügbar sind (Pfefferminz). Die gewonnenen Essenzen sind rein, hochwertig und für die Einnahme geeignet. Die Herstellung mit superheißem Dampf ist kostengünstig und spiegelt sich in einem niedrigen Verkaufspreis wider.

Extraktion

Diese Methode ist für Pflanzen usw. mit einem geringen Anteil ätherischer Öle (z. B. Jasmin) oder harzhaltigen Anteilen oder empfindlichen Ölen, die sich durch vorgenannte Methoden nicht schadlos isolieren lassen, vorbehalten. Diese Öle haben oft auch einen feineren Duft. Das Öl wird durch verschiedene Methoden gewonnen.

Blüten, wie Jasmin, werden in Petrolether, Hexan, Methanol oder Ethanol »eingeweicht«. Nachdem das Lösungsmittel verdunstet ist, verbleibt eine pastöse Masse aus pflanzlichen Wachsen, Chlorophyll und ätherischen Ölen, genannt *essence concrète*. Es wird Alkohol zugefügt, die Masse auf ca. 50 °C erhitzt, um die Wachse aufzulösen, anschließend abgekühlt und gefiltert.

Der Alkohol wird durch Verdunsten aus der wachsfreien Lösung gelöst. Man erhält eine dickflüssige, ölige Substanz, genannt *essence absolue* oder *absolutes*. Diese ätherischen Öle sind alkohollöslich und nicht zur Einnahme empfohlen.

Die Methode hat eine Variante, indem man Blüten auf perforierte Bleche streut, in hermetisch verschlossene Behälter gibt und ständig mit dem selben Wasser umspült. Wenn alle ätherischen Öle aus den Blüten gelöst sind, wird destilliert. Es verbleibt wieder eine pastöse Masse, *essence concrète*. Nun wird wie im vorgenannten Prozeß durch Alkohol das Wachs aufgelöst, gefiltert usw.

Eine neue Methode ist die Anwendung von flüssigem Kohlendioxid. Es erlaubt niedrige Arbeitstemperaturen (ca. 30 °C), um sehr feine und bisher nicht isolierbare Düfte zu gewinnen (Veilchen).

Die *essence concrète* ist eine sehr teure, hochwertige Masse, die für die Herstellung sehr guter Pomaden benutzt wird.

Enfleurage

Enfleurage (auch Effleurage genannt) ist die traditionellste Methode, feinste Düfte zu gewinnen. Diese Methode wird heute nur noch angewandt, um Tuberose zu gewinnen. Aber wir wollen trotzdem einmal sehen, wie absolute Öle in früheren Zeiten gewonnen wurden. Auf eingefettete Scheiben, die entweder mit tierischem Fett oder in Öl getränkten Stoffen bedeckt sind, werden so lange Blüten aufgelegt, bis die Lösungsmittel völlig gesättigt sind. Der Prozeß kann bei Jasmin bis zu 3 Wochen dauern, wobei die Blüten, nachts gesammelt, jeden Tag neu ersetzt werden müssen.
Die von Stengeln und Blättern gereinigten Fette/Öle ergeben hochwertige Cremes, Pomaden und Öle für kosmetische Zwecke, genannt *huiles françaises.* Aus ihnen wird durch Zugabe von Alkohol das ätherische Öl, die *essence absolue,* gelöst. Heute werden fast alle absoluten Öle durch Lösungsmittel gewonnen.

Absolute Öle sind sehr konzentriert und teuer. Zu ihnen zählen Rose, Jasmin, Gardenie, Neroli, Hyazinthe, Mimose und Tuberose als die bekanntesten Öle. Wenn man die Herstellungsweise betrachtet, kann man den Preis wohl verstehen. Erst recht, wenn man die verwendeten Mengen Blüten betrachtet: 1000 kg Rosenblätter für 1 l Rosenöl. So empfiehlt sich bei einem Preis von 25–30 DM für 20 Tropfen Rosenöl entweder damit sparsam umzugehen, da die Konzentration außerdem sehr hoch ist, oder dieses mit einem pflanzlichen Öl zu strecken. Viele absolute Öle werden verdünnt angeboten, was der Basis-Wirkung des Öls nicht schadet.

Eigenschaften

Ätherische Öle sind von unterschiedlicher Konsistenz: Ein Rosenöl als *essence absolue* beispielsweise ist fast fest und Lavendel ist so dünnflüssig wie Wasser. Alle ätherischen Essenzen sind hochkonzentriert, am hochkonzentriertesten die *essences absolues*. Sie verdunsten verschieden schnell, wenn sie mit Luft in Berührung kommen. Entsprechend schnell oder langsam verliert sich auch ihr Duft.

Nicht alle Öle duften exakt wie die Blüte oder Pflanze, aus der sie gewonnen wurden. Lassen Sie sich also nicht verwirren! Ebenfalls ganz unterschiedlich ist die Intensität der Düfte (im Kapitel »Duftintensitäten« können Sie die Werte verschiedener Öle finden), wobei die Duftkraft der absoluten Öle aufgrund der hohen Konzentration natürlich am stärksten ist.

Die ätherischen Essenzen werden zwar als Öle bezeichnet, sind aber nicht fettend (wenn sie rein sind), sondern nur fettlöslich. Sie zeigen verschieden Färbungen: meistens klar, gelblich, grünlich (Rose, Bergamotte), blau (Blaue Kamille), bräunlich (Jasmin) oder rot (Myrrhe). Für diejenigen, die sich in der Heilkraft der Farben auskennen, ergeben sich hier bereits erste Hinweise, bei welchen Symptomen ätherische Öle Anwendung finden können.

Ätherische Öle können Stoffe färben. Deshalb testen Sie besser vorher an einer unauffälligen Stelle, bevor Sie Ihre Wäsche oder Kleidung mit ätherischen Ölen beduften. Sie sind entzündlich, wenn sie mit Feuer in Verbindung kommen.

Handhabung und Aufbewahrung

Da den ätherischen Essenzen ultraviolettes Licht und Wärme schadet, sollen sie in braunen Flaschen an einem kühlen Ort immer gut verschlossen aufbewahrt werden. Verschließen Sie die Flaschen immer sofort nach Gebrauch und verwechseln Sie nicht die Verschlußkappen, wenn Sie mehrere Öle gleichzeitig zum Mischen geöffnet haben.
Mit Ausnahme der Zitrusöle können sie jahrelang aufbewahrt werden, ohne ihre therapeutischen Eigenschaften zu verlieren. Bewahren Sie Ihre selbstgemachten Mischungen in den besagten braunen Glasflaschen auf. In Plastikflaschen könnte es zu chemischen Reaktionen kommen, die die Wirksamkeit der Öle beeinträchtigt.

Mischen

Ätherische Öle haben ein breites Anwendungsspektrum und können miteinander gemischt werden, um die Duftnote abzurunden (Parfum, Luftaromatisierung) oder ihre Wirkung zu ergänzen.
Lavendel ist ein guter Verstärker der therapeutischen Wirkung anderer Öle.
Achten Sie darauf, daß Sie Öle mit dem gleichen Charakter mischen oder möglichst ein mittelschnell verdunstendes Öl mit schnellverdunstenden und/oder langsam verdunstenden Ölen. So hindert die langsamere Essenz, die schnellere daran, zu schnell den Duft abzugeben.

Um einem eventuellen Trugschluß vorzubeugen: Eine Mischung von möglichst vielen Ölen ist nicht wirksamer als die richtige Menge eines einzigen Öls, und viel ätherisches Öl verursacht oder heilt nicht mehr als die richtige, meist geringe Menge.

Einige Öle können bei Überdosierung die gegenteilige Wirkung haben oder zu Nebenwirkungen führen. Halten Sie sich deshalb bitte an die Mengenangaben in den Rezepturen. Außerdem ist Ihre Nase feiner als Sie denken. Nach einer Weile des Experimentierens mit ätherischen Ölen werden Sie Ihren Geruchssinn wieder geschärft haben und sehr feine Düfte wieder wahrnehmen.

Benutzung

Ätherische Öle sollen, bis auf wenige Ausnahmen, nicht pur auf die Haut aufgetragen und niemals pur eingenommen werden. Achten Sie darauf, daß sie nicht unverdünnt mit den Augen, Schleimhäuten oder der empfindlichen Haut der Geschlechtsteile in Berührung kommen. Um ätherische Öle zu verdünnen und aufzulösen, können pflanzliche Öle, Honig, Sahne oder Alkohol (für *essences absolues*) verwendet werden.
Eine Einnahme sollte mit einem Stück Zucker oder viel Honigwasser erfolgen, das gut verrührt sein muß, da sich das Öl nicht selbständig in Wasser löst.

Wenn Sie ätherische Öle ohne Beratung durch einen Aromatherapeuten selbständig benutzen und sich dabei aber an die in diesem Buch genannten Rezepte, Dosierungen und Emp-

fehlungen halten, drohen Ihnen keine toxischen Gefahren oder unerwünschte Nebenwirkungen.
In den folgenden Fällen sollen Sie jedoch auf die Verwendung ätherischer Öle ganz verzichten bzw. sehr gering dosieren.

Bei sensitiver Haut

Gering zu dosieren in Bad, Massage- und Körperölen sind Basilikum, Cajeput, Eukalyptus, Kampfer, Kardamom, Lemongras, Melisse, Muskat, Schwarzer Pfeffer, Pfefferminz, Thymian, Eisenkraut, Zitrone (maximal 3 Tropfen).

In der Schwangerschaft

Nicht benutzt werden dürfen (da abortiv) Basilikum, Kampfer, Karotte, Nelke, Muskat, Majoran, Myrrhe, Origano, Pennyroyal, Salbei, Sassafras, Wacholder, Weihrauch, Ysop, Zeder. Schwach zu dosieren in den ersten Monaten sind Geranie, Muskatellersalbei, Pfefferminz, Rose, Rosmarin.

Bei Bluthochdruck

Nicht zu benutzen bzw. äußerst gering zu dosieren, vor allem in Bädern sind Rosmarin, Salbei, Thymian, Ysop (maximal 3 Tropfen).

Sonnenbad

Verstärkte Bräunung der Haut und damit auch den Sonnenbrand verursachen alle Zitrusöle, Eisenkraut, Angelikawurzel.

Toxische Dosierungen

Toxisch wirken bei Überdosierung (bei einer Einnahme von mehr als 10 Tropfen) Anis, Fenchel, Kampfer, Muskat, Nelke, Origano, Pennyroyal, Pinie, Salbei, Ysop, Zeder, Zimt, Zitrone.

Die gelegentliche, schwach dosierte Einnahme dieser Öle ist nicht schädlich. Ständige kurmäßige Einnahme auch in geringer Dosierung kann gesundheitliche Schäden (Vergiftungen) zur Folge haben.

Kinder

Behandeln Sie Ihr Kind niemals mit denselben Ölen und Dosierungen wie für Erwachsene. (Beachten Sie Kapitel »Behandlung von Kindern«).

Bei Epilepsie

Fenchel, Salbei, Tuja und Ysop dürfen hier nicht benutzt werden.

Homöopatische Behandlung
Wenn Sie mit homöopatischen Mitteln behandelt werden, sollen Sie nie ätherische Öle gleichzeitig benutzen.

Wirkungen und Wirkzeiten

Die Wirkung eines Duftes auf die Geruchsnerven ist kurzlebig. Werden wir lange Zeit mit demselben Duft gereizt, verliert sich allmählich die Wirkung auf das Nervensystem. Das gilt leider nicht für unangenehme Düfte.
Permanente Raumluftaromatisierung und ständiges Wechseln von Düften ohne eine Pause verursachen Kopfschmerzen und Übelkeit. Zwei bis drei Stunden Raumluftaromatisierung am Tag sind genug.
Ätherische Öle wirken je nach Anwendungsform verschieden schnell. Am schnellsten wirken sie über den Geruchssinn. Hier können Sie die Wirkung auf Ihre Stimmung, je nach Empfänglichkeit, bereits nach wenigen Minuten bemerken. Körperlich-organische Reaktionen brauchen mehr Zeit. Beim Baden braucht das Öl etwa 20 Minuten, um in die Haut einzudringen und in die Körperflüssigkeiten zu gelangen, die Öle zu den entsprechenden Organen transportieren, auf die sie eine Heilwirkung haben. Bei Kompressen ist es ähnlich, auch wenn hier die Anwendung direkt auf einen Körperteil oder in unmittelbarer Nähe (oberflächlich) des/der zu behandelnden Organe erfolgt. Die Kompresse sollten Sie

also ebenfalls 20 Minuten wirken lassen. Nutzen Sie die Zeit, sich zu entspannen und sich auf den behandelten Körperteil oder das Organ zu konzentrieren.
Bei der Massage nimmt man ätherische Öle über die Haut und den Geruchssinn auf. Die Haut braucht bei der Massage länger als zum Beispiel in Verbindung mit einem Bad, um die Öle gänzlich aufzunehmen (etwa 30 Minuten). Ruhen Sie nach der Massage und atmen Sie die Düfte ein.
Bei der Einnahme von Ölen können Sie mit einer schnellen Reaktion des Körpers rechnen, wenn Magen und die Verdauung behandelt werden sollen. Bei dieser, wie bei allen anderen Behandlungsmethoden, ist die Wirkungszeit nicht ganz genau vorhersagbar. Sie schwankt je nach benutztem Öl, Behandlungsmethode, momentanem Zustand von Haut, Kreislauf und Stoffwechsel, Empfänglichkeit, Durchlässigkeit und persönlichem Vertrauen in das Heilmittel. Es ist zudem ein Unterschied, ob Sie Kopfschmerzen behandeln wollen und Ihre Stirn und Schläfen mit Pfefferminze oder Melisse einreiben (hier kann die Wirkung nach wenigen Minuten eintreten) oder ob Sie Ihrer Zellulitis zu Leibe rükken wollen (hier müssen Sie in der Regel Ihre Oberschenkel viele Wochen mit einer speziellen Mischung einreiben).
Jedes Öl ist so einmalig wie seine Herkunftspflanze und kann niemals ein zweites Mal mit genau demselben Duft und genau denselben Eigenschaften hergestellt werden. Lavendel aus Frankreich oder England sind für den Aromatherapeuten und Duftspezialisten zwei völlig verschiedene Öle bzw. sie duften verschieden und haben graduell verschiedene Heilwirkungen bzw. Zusammensetzungen. Und da auch alle Menschen verschieden sind, wird ein Öl bei jedem Menschen individuell stark oder schnell wirken. Erwarten Sie keine sofortige Reaktion. Sie haben es mit subtilen Naturheilmitteln zu tun und die Natur hat Zeit und Geduld.

Qualität und Preis

Die Qualität eines ätherischen Öls ist wichtig, da Sie ein Produkt erwerben, das eine bestimmte Wirkung haben soll und sowohl natürlich also auch rein sein muß, um diese Wirkung zu garantieren. Schließlich werden Sie Ihren Körper damit einreiben, die Düfte inhalieren, in dem Öl baden und es eventuell einnehmen. Ätherische Öle haben in richtiger Dosierung keine Nebenwirkungen, vorausgesetzt sie sind rein. Sie sollten daher beim Kauf genau auf die Herstellerangaben achten. Einige Firmen garantieren ausdrücklich die Natürlichkeit und Reinheit ihrer Produkte und informieren zudem über das Herkunftsland der Öle. Diese reinen, natürlichen Öle, möglichst noch aus Pflanzen aus kontrolliertem biologischem Anbau, sind immer teurer als gestreckte Öle oder Mischungen aus ähnlich duftenden Essenzen, die Lösungs- und Streckmittel sowie oft auch Spuren der chemischen Behandlung der Pflanzen enthalten können.

Für einen Liter reinen Jasminöls werden beispielsweise viele Millionen Blüten benötigt. Wie alle anderen Pflanzen und Blüten müssen auch Jasminblüten zu einer bestimmten Zeit gepflückt und verarbeitet werden, da sich die ätherischen Öle in der Pflanze in ständiger Bewegung befinden. Je nach Tageszeit sind sie entweder in den Stengeln, Blättern oder Blüten. Jasmin duftet nachts am stärksten, da sich zu dieser Zeit das Öl in den Blüten befindet. Also wird Jasmin nachts – vor Sonnenaufgang – gepflückt und anschließend in dem zeit- und arbeitsaufwendigen Prozeß der Extraktion verarbeitet, und das hat seinen Preis. Das Endprodukt der langen und vorsichtigen Verarbeitung ist für Sie als Käufer ein kleines Fläschchen ätherischen Öls mit einem wunderbaren

Duft und vielen therapeutischen Anwendungsmöglichkeiten. Für zehn Milliliter Jasmin absolue müssen Sie zwischen 200 und 300 DM bezahlen. Die Preise sind von den Ernten und Angeboten auf dem Weltmarkt abhängig und variieren stark von Jahr zu Jahr und zwischen den Anbietern.

Es gibt überall auf der Welt Hersteller von Ölen, die mit Strecken und Mischen aus einem Liter reinen Öls eventuell drei Liter machen wollen, um damit dann auch den dreifachen Umsatz zu erzielen. Das kann schon sehr lukrativ sein bei einem Preis von 25 Mark für einen Milliliter Rose oder 30000 Mark für einen Liter Jasminöl. Andere Hersteller bieten synthetische Öle an, die keine Heilkraft besitzen. Ihre Duftmoleküle lösen im Gehirn keinerlei Reize aus, die eine psychische oder körperliche Wirkung haben. Unser Riechsinn kann nur natürliche Düfte als Auslöser physischer oder psychischer Reaktionen erkennen. Synthetische oder lediglich naturidentische Öle haben keine Lebenskraft. Gestreckte Öle verfügen nicht über die volle Wirkungskraft eines reinen Öls und sollten nicht eingenommen werden, da sie eventuell giftige oder unverträgliche Streckmittel enthalten.

Eine weitere Methode, billig viel Öl zu produzieren, ist die Verwendung von giftigen Lösungsmitteln bei der Gewinnung, die zwar mehr ätherisches Öl aus den Pflanzen lösen, aber bei der nachfolgenden Destillation in Resten im Endprodukt verbleiben. Auch das sollten Sie Ihrem Körper nicht antun. Hier ein paar Tips, wie Sie ein *Öl auf Reinheit und natürliche Herkunft testen* können:

- Reiben Sie etwas Öl zwischen den Fingern. Fühlt es sich schmierig oder fettig an, dann ist es sehr wahrscheinlich mit Mandel- oder Olivenöl verlängert worden. Schwimmt es aber auf dem Badewasser, so ist das normal, denn kein ätherisches Öl löst sich selbsttätig in Wasser auf.

- Geben Sie einen Tropfen Öl auf ein Stück Papier. Bleibt ein öliger Fleck nach dem Verdunsten zurück, so haben Sie es mit einem gestreckten Öl zu tun.
- Wenn sich ein Öl selbständig in Wasser auflöst und eine milchige Spur hinterläßt, so ist es ein synthetisches Öl mit »Haltbarmachern«, wie sie die kosmetische Industrie verwendet.
- Wenn Ihr Öl nach Alkohol duftet, dann ist es mit dem weitverbreiteten Streckmittel Ethylalkohol verlängert worden.

Ein wichtiges Indiz dafür, welches Produkt Sie vor sich haben, ist der Kaufpreis. Hüten Sie sich vor sehr preiswerten Ölen und benutzen Sie nur Öle von Herstellern, die die Reinheit garantieren. Die Bezeichnung »Parfum-Öl« bedeutet zum Beispiel, daß es sich hierbei nicht um ein reines, natürliches Öl handelt.
Nach einiger Zeit des Benutzens und Riechens ätherischer Öle wird Ihre Nase sehr fein unterscheiden können, welches die »richtigen« Produkte sind und um welche Sie lieber einen großen Bogen machen sollten.
Denken Sie auch daran, diese kleinen Schätze sind die Seele und Lebensenergie einer Pflanze oder eines Baumes. Leben, das uns in reiner und natürlicher Weise heilen und stärken kann. Aber so wie unsere Pflanzenwelt begrenzt ist, so sind auch die ätherischen Öle nicht unbegrenzt zu gewinnen und somit nicht billig und nicht unbegrenzt verfügbar. Die natürlichen Essenzen sind Kostbarkeiten, die möglicherweise einmal zu Raritäten werden.
Genießen Sie also die Welt der Düfte, entdecken Sie sie für sich neu oder auch wieder, und lassen Sie sich anregen zu einem liebevolleren Umgang mit der Natur und mit Ihrem Körper.

Die wichtigsten und gebräuchlichsten ätherischen Öle, von denen hier die Rede sein wird, sind:

Basilikum • Benzoe • Bergamotte • Eukalyptus • Fenchel • Geranie • Jasmin • Kamille • Kampfer • Lavendel • Muskatellersalbei • Majoran • Melisse • Myrrhe • Neroli • Orange • Patschuli • Pfefferminz • Rose • Rosmarin • Sandelholz • Salbei • Schwarzer Pfeffer • Thymian • Wacholder • Ysop • Zeder • Zitrone • Zypresse.

Anwendungsmethoden

Aromalampe

Mit der Aromalampe können Sie die Luft des Raumes, in dem Sie sich aufhalten, oder der ganzen Wohnung aromatisieren und so, ohne Ihre Tätigkeiten unterbrechen zu müssen, die heilenden und stimulierenden Düfte einatmen. Ganz besonders sind Aromalampen bei Erkältungen, Schnupfen, Husten, Bronchitis, Asthma, Nervosität, Schlaflosigkeit und allgemeiner Erschöpfung zu empfehlen. Während des Schlafs lindert eine Aromalampe im Schlafzimmer Ihre Beschwerden, und so manche Stimmung läßt sich mit einem guten Duft positiv verändern oder hervorzaubern. Am Arbeitsplatz können Sie sich mit anregenden und stimulierenden Düften geistig frisch und wach halten, in der Wohnung Küchendünste auflösen, schlechte, verrauchte Luft auffrischen und Insekten vertreiben. Oder Sie benutzen die Lampe, um sich mit Ihren Lieblingsdüften zu umgeben und sich damit einfach nur wohler zu fühlen.
Die Lampen, die man heute im Handel erhält, sind nicht nur praktisch, sondern auch – aufgrund ihrer verschiedenen, manchmal sehr kunstvollen Gestaltung – für das Auge eine ästhetische Wohltat. Sie können zwischen preiswerten Tonlampen mit einem Teelicht (brennt etwa vier Stunden), teureren Tonlampen mit einer Glühbirne und sehr ex-

clusiven elektrischen Alabasterlampen (etwa ab 200 Mark) wählen.
Die Lampen haben eine Schale, die mit einer Mischung aus Wasser und ätherischen Ölen gefüllt wird. Der Inhalt der Schale verdunstet, je nach Menge, durchschnittlich in zwei bis drei Stunden. Es empfiehlt sich, die Schale regelmäßig von Ölresten zu reinigen, damit Sie immer klaren Duft haben. Eine Schale mit dieser Flüssigkeit auf dem warmen Heizkörper oder ein Handzerstäuber erfüllen den gleichen Zweck. Der Zerstäuber ist auch dann sinnvoll, wenn Sie die Luft schnell aromatisieren oder Gegenstände besprühen wollen (Desinfektion).
Wenn Sie ein langsam verdunstendes Öl oder ein Öl mit einem hohen Duftwert benutzen, werden Sie den Duft auch noch nach vielen Stunden im Raum haben. Sie sollten die Lampe aber nicht ständig benutzen, da sonst Ihre Sinne überreizt werden. Kopfschmerzen und Übelkeit können die Folge sein.
Nach einigem Experimentieren werden Sie sicher bald Ihren Duft oder Ihre Duftmischung gefunden haben. Für eine Schalenfüllung sind im allgemeinen sechs bis zehn Tropfen Öl ausreichend.

REZEPTUREN FÜR DIE AROMALAMPE

(Zahlenangabe = Tropfenmenge)

Desinfizierung der Raumluft (antiseptische Wirkung)
6 Lavendel oder Bergamotte, 1 Eukalyptus, 1 Wacholder

Starker, antiseptischer Luftreiniger
4 Ysop, 4 Zimt, 4 Bergamotte.

Gegen Küchendünste
6 Zitrone, 4 Orange.

Bei Kopfschmerzen
4 Melisse, 2 Pfefferminze, 2 Römische Kamille.

Bei Erkältung und Bronchitis
2 Pfefferminze, 2 Eukalyptus, 2 Rosmarin, 2 Neroli.

Bei Asthma und starkem Husten
6 Ysop oder
4 Ysop, 4 Pfefferminze oder
2 Eukalyptus, 2 Benzoe, 2 Thymian.

Bei Müdigkeit und Konzentrationsschwäche
4 Lemongras, 2 Pfefferminze, 2 Basilikum oder
2 Zitrone, 1 Bergamotte, 4 Pfefferminze oder
6 Pfefferminze, 2 Rosmarin.

Bei Depressionen und Angstzuständen
4 Muskatellersalbei, 2 Bergamotte oder
4 Melisse, 4 Basilikum.

Bei Nervosität
3 Zitrone, 3 Orange, 1 Jasmin oder
4 Lavendel, 4 Muskatellersalbei.

Bei starker nervlicher Überreizung
6 Geranie, 4 Basilikum.

Bei Verwirrung (für klares Denken)
6 Melisse, 4 Bergamotte oder
6 Zitrone, 2 Lemongras, 2 Lavendel oder
4 Rosenholz, 4 Patschuli.

Bei starker Aufregung, Schock oder Schreck
4 Muskatellersalbei, 2 Majoran, 2 Rose, 2 Ylang oder
4 Zypresse, 2 Zeder, 2 Sandelholz.

Für Entspannung, innere Ruhe, Meditation
6 Weihrauch, 4 Patschuli, 2 Bergamotte.

Zur Beruhigung und Entspannung vor dem Schlaf
5 Zeder, 1 Lavendel oder
3 Rose oder
4 Lavendel, 2 Neroli oder
4 Lavendel, 2 Bergamotte.

Gegen Schlaflosigkeit
4 Kamille, 2 Lavendel oder
6 Lavendel oder
4 Neroli, 2 Geranie oder
6 Majoran, 2 Rosenholz.

Bäder

Das Geräusch laufenden Wassers, Schwimmen im Meer, der Blick auf einen See, das Gurgeln und Plätschern eines Gebirgsbaches – entspannende Momente für Körper und Seele. Immer zog und zieht es den Menschen ans Wasser; seit Jahrtausenden bauten Menschen die phantasievollsten Bäder, um sich zu erholen, zu entspannen, zu heilen, zu reinigen und zu pflegen. Das Baden in einer Wanne zu Hause, Kontakt mit freifließendem Wasser, kann in Verbindung mit ätherischen Ölen vieles bewirken: Heilung von Krankheiten und Leiden, Pflege der Haut, geistige und körperliche Beruhigung oder Anregung und schließlich ein wunderbares Dufterlebnis.
Beim Baden wirken die ätherischen Öle über die Haut und den Geruchssinn. Das Baden ist die intensivste und wichtig-

ste Behandlungsmethode mit ätherischen Essenzen, denn in Verbindung mit Wasser können sie sehr schnell in die Haut eindringen und von den Körperflüssigkeiten zu den entsprechenden Organen transportiert werden. Über den eingeatmeten Duft erfolgt eine Stimulierung der Geruchsnerven, und die Haut wird durch hautpflegende, heilende Substanzen behandelt.
Nach etwa 20 Minuten sind die Öle in die Haut eingedrungen, da sie sich im Hautfett auflösen, und können nun ihre Heilwirkungen entfalten. Erwarten Sie aber keine sofortige Veränderung Ihres Gesundheitszustandes. Die ätherischen Öle haben eine subtile Wirkung und eine spezifische Wirkzeit, die, wie wir bereits sahen, von verschiedenen Faktoren abhängen. Auf jeden Fall können Sie aber mit einer umgehenden Entspannung bzw. Anregung durch die entstehenden Düfte rechnen, und Sie sollten wissen, je wärmer das Wasser ist, desto schneller lösen sich die Öle auf und desto schneller beginnen sie auch zu wirken. Aber Achtung! Einige Öle können bei sehr sensibler Haut zu Irritationen führen.

Gering (zwei bis drei Tropfen) zu dosieren sind: Pfefferminze, Rosmarin, Kampfer, Cajeput, Zeder, Pinie, Melisse, Kardamom, Zitrone, Schwarzer Pfeffer, Eukalyptus, Sassafras, Origano, Lemongras, Ingwer.

Im allgemeinen sind sechs bis zehn Tropfen ätherischer Öle ausreichend für ein Wannenbad. Da die reinen ätherischen Öle nicht selbständig mit Wasser emulgieren, müssen sie vorher in etwas pflanzlichem Öl aufgelöst werden, um eine gleichmäßige Verteilung im Wasser und auf dem Körper zu erreichen. Auch in Sahne und Honig lösen sich ätherische Öle auf. Das ergibt dann ein exclusives, pflegendes Bad, das gleichzeitig die Haut pflegt und seidig macht.

Die Prozedur ist ganz einfach: Man nehme eine Badewanne, warmes Wasser, ein paar Tropfen ätherischer Öle in einer der genannten Substanzen aufgelöst, lege seine Lieblingsplatte auf, stelle eventuell einige Kerzen ins Badezimmer und – entspanne sich.

Und so bereiten Sie sich ein Duftbad: Wenn die Wanne gefüllt ist, tropfen Sie die aufgelöste ätherische Essenz hinein und verrühren das Ganze mit langsamen Bewegungen. Geben Sie das Öl nicht vorher in die leere Wanne und nicht unter den Wasserstrahl, da es sonst verdunstet, bevor Sie in das Wasser steigen. Wenn Sie jetzt in das Wasser steigen, legt sich das ätherische Öl wie ein Film auf Ihre Haut. Bewegen Sie das Wasser während des Badens, damit möglichst viel Öl gleichmäßig mit Ihrer Haut in Kontakt kommt. Atmen Sie die Düfte ein.

Bei trockener Haut empfehle ich Ihnen, die Essenzen vorher in zwei bis drei Teelöffeln pflanzlichen Ölen (süßes Mandelöl, Jojobadöl, Avocadoöl) in einem Becher aufzulösen und diese Mischung dann dem Wasser zuzusetzen. Statt pflanzlicher Öle können, wie gesagt, auch Sahne oder Honig genommen werden.

Wenn Sie so Ihr Ölbad bereiten, verbleibt das ätherische Öl auch nach dem Baden als dünner Film auf der Haut. Sie können sich dann ergänzend mit einem Körperöl behandeln, so daß die Öle länger wirken und die Haut geschmeidig bleibt. Eine wirklich sehr empfehlenswerte Maßnahme, denn besonders unser Stadtwasser macht die Haut nicht weich, sondern auf Dauer trocken und anfällig.

Wenn Sie sich mit dem auf der Haut verbleibenden Ölfilm nicht anfreunden können, können Sie das durch Verwendung von etwas Flüssigseife verhindern. Damit müssen Sie dann allerdings auch eine reduzierte Wirkkraft der verwendeten Öle in Kauf nehmen.

Im folgenden einige Rezepte (über spezielle Anwendungen können Sie sich im Kapitel »Welche ätherischen Öle bei welchem Symptom« informieren):

REZEPTUREN FÜR VOLLBÄDER

Erfrischendes, anregendes Morgenbad
2 Rosmarin, 2 Petitgrain, oder
3 Rosmarin, 3 Bergamotte.

Erfrischendes, reinigendes Bad
3 Zitrone, 3 Geranie und
eventuell den Saft einer Zitrone

Muntermacher nach einer langen alkoholfröhlichen Nacht
4 Wacholder, 2 Rosmarin, 2 Fenchel oder
3 Thymian, 2 Rosmarin, 1 Lavendel, 1 Pfefferminze.

Nach schwerer körperlicher Anstrengung
(entspannt die Muskeln)
1 Rosmarin, 2 Majoran, 3 Lavendel
oder Kamille.

Bei Erkältung (und anderen Infektionen)
3 Lavendel, 2 Rosmarin, 2 Thymian
(regt an, also nicht am Abend!) oder
3 Lavendel, 3 Bergamotte
(beruhigt, am Abend).

Bei Nervosität
4 Geranie, 3 Basilikum oder Neroli.

Bei Depression und Angstzuständen
4 Lavendel, 2 Jasmin, 4 Ylang.

Bei Schock und starker Aufregung
4 Zypresse, 4 Zeder, 2 Sandelholz.

Gegen Bluthochdruck
4 Ylang, 2 Majoran.

Gegen Rheuma
6 Rosmarin, 3 Eukalyptus, 2 Kampfer
(auf Hautverträglichkeit achten).

Entgiftendes Bad
2 Geranie, 2 Rosmarin, 1 Wacholder, 1 Lavendel.

Bei Fieber
4 Pfefferminz, 2 Eukalyptus, 1 Schwarzer Pfeffer
(nur zehn Minuten, danach gleich ins Bett).

Gegen Koliken und Krämpfe
4 Muskatellersalbei, 4 Kamille.

Zur Entspannung und für guten Schlaf
4 Kamille, 2 Lavendel oder
4 Neroli, 2 Kamille oder
3 Lavendel, 3 Muskatellersalbei oder
4 Lavendel, 2 Majoran oder Bergamotte.

Zur Anregung am Abend
6 Rosmarin, 2 Bergamotte.

Zur Anregung und Tonisierung der Muskulatur
3 Rosmarin, 2 Wacholder, 1 Schwarzer Pfeffer.

REZEPTUREN FÜR FUSSBÄDER

In bestimmten Fällen sollten (oder müssen) *Fußbäder* einem Vollbad vorgezogen werden. Aus der Fußreflexologie ist bekannt, daß die Füße in gewisser Weise den ganzen Körper repräsentieren und man über sie jedes Organ stimulieren kann.
Fußbäder haben gute Wirkungen bei Kopfschmerzen, Migräne, Menstruationsschmerzen, Erkältungen und schmerzenden, müden Beinen.

Gegen Schweißfüße
3 Lavendel, 3 Salbei, 3 Zypresse.

Bei müden, schmerzenden Füßen
5 Wacholder, 2 Lavendel, 2 Rosmarin.

Gegen Schmerzen und Krämpfe
4 Muskatellersalbei, 2 Pfefferminze.

REZEPTUREN FÜR SITZBÄDER

(Bei *Sitzbädern* wird das Wasser nur bis in die Hüfthöhe eingelassen.)

Gegen Hämorrhoiden
5 Zypresse, 3 Wacholder, 3 Weihrauch.

Gegen Herpes im Genitalbereich (Herpes II)
6 Lavendel, 2 Eukalyptus oder Bergamotte

Bei Impotenz und Frigidität
5 Muskatellersalbei, 2 Jasmin, 2 Schwarzer Pfeffer.

Bei Entzündung an den männlichen Geschlechtsorganen
4 Sandelholz, 2 Lavendel, 1 Rose

Gegen Zellulitis
6 Wacholder, 2 Orange, 2 Zypresse, 2 Zitrone
(regelmäßig zweimal wöchentlich mehrere Monate).

Gegen Menstruationsschmerzen
Sehr heißes Wasser und
4 Muskatellersalbei, 3 Majoran, 2 Pfefferminze
(siehe auch Kapitel Frauen)

Bei unregelmäßiger Menstruation
4 Muskatellersalbei, 3 Melisse, 2 Rose

Bei Weißfluß, Hefepilzbefall, bakteriellen Infekten, Pruritus (Juckreiz), Leukorrhoe
3 Kamille, 2 Bergamotte, 1 Pfefferminze oder
2 Rose, 4 Lavendel, 2 Bergamotte oder
1 Rose, 4 Lavendel, 1 Zimt (insbesondere bei Juckreiz)
oder 6 Tea-Tree.

Diese *Sitzbäder*-Rezepturen können auch als *Vaginalduschen* oder *Tampons* angewandt werden und sind damit oft noch wirksamer.

Vaginaldusche: Bei allen Rezepten die Ölmengen mit einem Liter warmem Wasser vermischen, gut durchschütteln und dann ins Klistier oder die Vaginaldusche füllen.

Tampons: Tampon mit 5 Tropfen einer Mischung von 20 ml Jojobaöl und ätherischen Ölen (wie vorgenannt) betropfen und mehrfach täglich wechseln.

Massagen

Bei der Aroma-Massage unterscheidet man die Ganzkörpermassage und die Massage spezieller Körperregionen, um das darunterliegende Organ zu behandeln. Es ist sehr wirksam, jede Massage mit einem Massageöl, das ätherische Essenzen enthält, durchzuführen, unabhängig von den verschiedenen Massagetechniken. Sie können Massageöle mischen, die zum Beispiel die Nerven beruhigen, den Geist entspannen, die Muskeln tonisieren, rheumatische Schmerzen oder Muskelkater lindern, wirksam gegen Zellulitis sind, die Durchblutung anregen und viele Mischungen, die bei örtlicher Massage auf die Behandlung eines speziellen Organs abzielen. Für die Wahl der entsprechenden Öle siehe das Kapitel »Welche ätherischen Öle bei welchem Symptom«.
Massage bedeutet Geben und Nehmen, Körperkontakt zu einem anderen Menschen, aneinander etwas Gutes tun. Wenn Sie massiert werden oder sich selbst massieren, entspannen Sie sich und spüren wieder Ihren Körper.
Verwöhnen Sie sich doch einmal mit etwas ganz Besonderem – mit einer Massage mit ätherischen Ölen.
Dabei erfahren Sie die Mehrfachwirkung der Öle: Sie heilen Organe, entspannen Ihre Nerven, beeinflussen Ihre Emotionen, und Ihre Haut erhält eine natürliche Pflege durch heilende und zellerneuernde Substanzen. Während der Massage dringen die ätherischen Öle langsam, Schicht für Schicht, in Ihre Haut ein, machen sie geschmeidig, regen die Zellerneuerung und Hautfunktionen an, gelangen in den Blutkreislauf und das Lymphgefäßsystem und zu den Organen, auf die sie eine heilende Wirkung haben. Während der Massage nehmen Sie die Düfte der Öle wahr und werden so-

mit über den Geruchssinn ebenfalls »behandelt« bzw. stimuliert. Ruhen Sie nach der Massage und lassen Sie so die Öle weiter wirken. (Bei einer Gesichtsmassage lassen Sie das Öl etwa 15 Minuten auf der Haut wirken und tupfen dann das Restöl mit einem Wattebausch ab.)
Um die ätherischen Öle aufzulösen bzw. zu verdünnen, sollten Sie nur beste, kaltgepreßte Pflanzenöle verwenden. Süßes Mandelöl beispielsweise läßt die Essenzen schneller in die Haut eindringen.
Benutzen Sie folgende pflanzliche Öle: Haselnuß, süße Mandel, Sonnenblume, Weizenkeim, Avocado, Jojoba.
Jojoba ist ein flüssiges Wachs, das die Haut sehr seidig und geschmeidig macht. Die Zugabe von Weizenkeimöl (etwa zehn Prozent Anteil) zu jeder Mischung verhindert die Oxidation der Mischung und führt der Haut Vitamin E zu. Die folgenden Rezepturen basieren auf der Mischung des Verhältnisses von 20 Tropfen (einprozentiger Lösung) bis 60 Tropfen (dreiprozentiger Lösung) ätherische Öle auf 50 Milliliter pflanzliches Öl.

REZEPTUREN FÜR MASSAGEN

(basierend auf 50 Milliliter pflanzliches Öl)

Belebendes Massageöl

15 Rosenholz, 6 Geranie, 4 Orange.

Entspannendes Massageöl

15 Lavendel, 10 Sandelholz, 5 Melisse.

Erhöhung der Widerstandskräfte

20 Lavendel, 5 Bergamotte.

Bei Muskelschmerzen
10 Wacholder, 8 Rosmarin, 8 Lavendel, 2 Zitrone.

Gegen Bindegewebsschwäche
30 Lavendel, 50 ml Weizenkeimöl.

Gegen müde, schmerzende Beine
15 Rosmarin, 10 Lavendel.

Bei Zellulitis
15 Orange, 10 Zypresse, Jojoba bzw. Weizenkeimöl oder 10 Zypresse, 3 Geranie, 3 Salbei.

Bei Krampfadern
10 Wacholder, 10 Zypresse, 5 Zitrone oder 10 Rosmarin, 6 Wacholder, 6 Lavendel (täglich; nicht die Adern direkt massieren!).

Zur Straffung der Haut
15 Lavendel, 4 Neroli, 4 Rose oder Weihrauch.

Zum Fettabbau an bestimmten Stellen
(zum Beispiel an den Oberschenkeln)
20 Wacholder, 10 Zypresse (täglich).

Für Wachstum der Brüste
15 Ylang, 10 Geranie (täglich).

Gegen Nervosität, Depression, Niedergeschlagenheit
8 Bergamotte, 8 Rosenholz, 2 Jasmin oder 8 Ylang, 4 Patschuli oder Jasmin.

Gegen Rheuma
10 Wacholder, 10 Rosmarin, 5 Lavendel, 5 Zitrone oder 10 Kampfer, 15 Rosmarin, 10 Eukalyptus (vorher auf Hautverträglichkeit testen).

Gegen Kopf- und Erkältungsschmerz
Stirn und Schläfen mit 2 Melisse oder
Lavendel pur massieren.

Bei geistiger Erschöpfung
Stirn und Schläfen mit 2 Melisse pur massieren.

Bei Benommenheit und Gedächtnisschwäche
Stirn und Schläfe mit 2 Rosmarin pur massieren.

Inhalationen und Mund-/Rachenspülungen

Bei der Inhalation gelangen die Düfte der ätherischen Öle in die Atemwege und sind daher besonders zur Behandlung von Infektionen der Atemwege, der Neben- und Stirnhöhlen geeignet. Ätherische Öle wirken des weiteren der Vermehrung von Viren und Bakterien entgegen, oder wirken schleimlösend und beruhigend. Erkältung, Schnupfen, Grippe, Husten, Asthma sind die typischen Leiden, bei denen unbedingt inhaliert werden sollte. Da die Düfte dabei auch das Geruchszentrum erreichen, werden weitere psychosomatische Wirkungen erzielt. Allgemein kann über die Inhalation eine intensive und schnelle Wirkung erreicht werden.

Kochen Sie etwa zwei Liter Wasser ab und geben Sie es in eine Schüssel. Lassen das Wasser etwas abkühlen, sonst verbrühen Sie sich unter Umständen am Inhalationsdampf und fügen Sie dann maximal zehn Tropfen ätherische Öle zu. Bedecken Sie Ihren Kopf und die Schüssel mit einem großen Tuch, damit keine Düfte nach außen gelangen, und atmen

Sie durch die Nase. Wenn Sie unterwegs sein sollten, können Sie auch eine »trockene« Inhalation vornehmen, indem Sie zwei bis drei Tropfen Öl auf ein Taschentuch geben und durch das Taschentuch einatmen. Das kann beispielsweise in öffentlichen Verkehrsmitteln oder im Auto sehr hilfreich sein. Sie schützen sich so vor Infektionskrankheiten, halten Ihre Nase frei von Schnupfen, behandeln Kopfschmerzen und bessern ganz allgemein Ihre Stimmungslage.
Viele leiden in Flugzeugen unter der trockenen Luft, den Druckunterschieden oder Flugangst. Versuchen Sie es doch das nächste Mal mit einer Inhalation folgender Mischung: 1 Bergamotte, 1 Lavendel und 1 Pfefferminze auf ein Taschentuch und atmen Sie »durch das Taschentuch«.

REZEPTUREN ZUR MUND- UND RACHENSPÜLUNG

Antiseptische Lösung zum Gurgeln bei Geschwüren und Entzündungen in Mund und Rachen
2 Bergamotte, 1 Lavendel, 1 Pfefferminz oder
2 Zitrone, 2 Pfefferminze auf 1 Tasse Wasser.

Bei Halsschmerzen (gegen Strepto-/Staphylokokken)
3 Sandelholz oder 3 Zwiebel auf 1 Tasse Wasser.

Gegen Mundgeruch
1 Pfefferminz, 1 Thymian, 1 Myrrhe
auf ½ l Wasser, gut in einer Flasche verschütteln,
gurgeln – nicht trinken.

REZEPTUREN FÜR INHALATIONEN

(2 l heißes Wasser und 5 Tropfen Öle)

Erkältung/Grippe

Eukalyptus, Salbei, Lemongras, Latschenkiefer, Rosmarin

Schwere Grippe

Eukalyptus, Kampfer, schw. Pfeffer

Halsentzündung

Thymian

Schleim

Ysop, Bergamotte, Sandelholz, Eukalyptus, Basilikum, Majoran, Pfefferminz

Neben-/Stirnhöhlen-Verstopfung bzw. -Infektion

Eukalyptus, Basilikum, Pfefferminz

Asthma

Ysop, Lavendel, Pfefferminz

Nasenspray

10 ml Haselnußöl, 4 Tropfen ätherische Öle

Kompressen

Heiße oder kalte Kompressen sind ein ausgezeichnetes Mittel, um Schmerzen, Krämpfe, Schwellungen oder Entzündungen zu behandeln, da hier die ätherischen Öle auf die zu behandelnde Stelle konzentriert einwirken können.
In Verbindung mit Wasser dringen die Öle schnell (in 15 bis 20 Minuten) in die Haut ein.

Heiße Kompressen sind nützlich bei Rheuma, Arthritis, Muskelschmerzen (Rücken), Fieber, Krämpfe (Magen, Menstruation), Zahn- und Ohrenschmerzen, Abszessen, Hauterkrankungen, Bronchitis.
Kalte Kompressen sind angezeigt bei Kopfschmerzen, Gewebeschwellungen, Verstauchungen, Sehnenscheidenentzündungen.

Kompressen sind zu wechseln, sobald sie so weit abgekühlt bzw. erwärmt sind, daß sie die Körpertemperatur erreicht haben. Bei heißen Kompressen können Sie diese zusätzlich mit einem trockenen Tuch bedecken, um die Abkühlung zu verlangsamen.
Legen Sie niemals eine Augenkompresse mit purem Öl auf die Augen. Augenkompressen müssen besonders stark verdünnt werden!

Die Kompressen werden folgendermaßen vorbereitet:
Mischen Sie einige Tropfen ätherisches Öl mit heißem oder kaltem Wasser. In einer Schüssel (Mengenverhältnis siehe bei den folgenden Rezepturen) verrühren Sie dann die Mischung gut und tauchen Sie dann ein Tuch ein. Wringen Sie das überschüssige Wasser aus.

REZEPTUREN BEI SCHMERZEN UND KRÄMPFEN

(basierend auf 1 l heißem Wasser)

Gegen Muskelkrämpfe
2 Römische Kamille, 2 Rosmarin, 1 Sandelholz

Bei Koliken
2 Basilikum, 2 Rosmarin, 1 Fenchel.

Gegen Menstruationskrämpfe
3 Muskatellersalbei, 2 Majoran.

Allgemein schmerzlindernde Kompresse
2 Pfefferminz, 2 Lavendel, 1 Römische Kamille.

(weitere schmerzlindernde, entkrampfende Öle siehe das Kapitel »Welche ätherischen Öle bei welchem Symptom«).

REZEPTUREN ZUR HAUTPFLEGE

(basierend auf 1 l warmes Wasser)

Gegen Akne/Pickel
2 Lavendel, 1 Zitrone.

Bei trockener Haut
1 Rose, 1 Neroli, 1 Römische Kamille.

Bei fettiger Haut
1 Rose, 1 Sandelholz, 1 Geranie.

Bei überreizter Haut
2 Römische Kamille, 1 Rose.

Bei entzündeter Haut
2 Blaue Kamille, 1 Rose.

Gegen vorzeitiges Altern der Haut/bei reifer Haut
2 Vetiver, 1 Neroli.

REZEPTUREN FÜR KALTE KOMPRESSEN

(basierend auf 1 l kaltes Wasser)

Gegen Sonnenstich/Kopfschmerz
3 Rose, 1 Melisse, 1 Lavendel.

Bei Fieber
2 Zitrone, 1 Lavendel, (auf Stirn legen);
2 Eukalyptus (Füße einwickeln).

Bei Nervosität und Streß
4 Lavendel, 1 Melisse (auf Stirn legen).

Bei Prellungen und Quetschungen
2 Lavendel, 2 Fenchel.

Gegen Kater-Kopfschmerz
4 Geranie, 1 Zitrone (auf Stirn legen).

REZEPTUREN FÜR AUGENKOMPRESSEN

Bei entzündeten, müden Augen und bei Bindehautentzündung
1 Rose oder Römische Kamille oder Lavendel (mit ½ l Wasser gut vermischen und Wattebausch auf Augen legen).

Orale Einnahme

Das Einnehmen ätherischer Öle sollte nur unter Aufsicht des behandelnden Aromatherapeuten/Arztes geschehen. Ätherische Öle haben eine komplizierte chemische Struktur, und es ist dem Laien meist nicht bekannt, welche Reaktionen diese im Körper auslösen. Sie wandern durch den ganzen Körper in den Magen, in Leber, Lunge und Niere und können bei unkontrollierter, falscher Anwendung mehr schaden als nutzen. Sie sollten also auf keinen Fall in Eigeninitiative eine Kur durchführen oder andere beraten. Denken Sie auch daran, daß die Öle hochkonzentriert sind und außer Reichweite von Kinderhänden aufzubewahren sind.

Wenn Sie eines der folgenden Rezepte, die ungefährlich sind, anwenden wollen, achten Sie bitte darauf, daß Sie nur reine, natürliche Öle einnehmen. Bei einer Einnahme muß ganz besonders auf Qualität geachtet werden.

Grundsätzlich sollten nicht mehr als 3×3 Tropfen täglich eingenommen werden. Eine Dauerbehandlung (Kur) sollte nicht länger als 3 Wochen dauern. Absolute Öle *(essences absolues)* sollten nicht eingenommen werden.

Nehmen Sie die Öle der folgenden Rezepturen mit einem Stück Zucker oder einem Glas Honigwasser ein, oder kaufen Sie sich Gelatine-Kapseln. Je Kapsel können zwei bis drei Tropfen genommen werden. Damit vermeiden Sie den teilweise unangenehmen, strengen Geschmack und erzielen eine schnelle Wirkung.

REZEPTUREN ZUR ORALEN EINNAHME

Bei Erbrechen, Übelkeit, Verdauungsstörungen
3 Pfefferminze oder Basilikum.

Gegen Sodbrennen
2 Sandelholz.

Bei starken Verdauungsstörungen/Übelkeit
1 Basilikum, 1 Kamille, 1 Pfefferminz, 1 Wacholder.

Gegen Kopfschmerz
2 Pfefferminze.

Gegen Magenkrämpfe
2 Muskatellersalbei.

Bei Husten
1 Ysop.

Bei Krampfhusten
3 Ysop, 2 Zypresse.

Gegen Nervosität
2 Geranie.

Kater-Symptome
1 Pfefferminze, 1 Fenchel.

Anwendungsmöglichkeiten

Ätherische Öle für Körper und Geist

Heilung und Stärkung des Körpers

Sie können sich entscheiden, ob Sie bei jeder kleineren Beschwerde wie Kopfschmerz, Magenverstimmung usw. sofort zur Tablette greifen oder zum Arzt gehen, oder ob Sie versuchen, sich selbst zu helfen. Die Natur bietet Ihnen dafür so wunderbare Mittel wie die ätherischen Öle. Ätherische Öle können und sollen zwar nicht den Arztbesuch bei anhaltenden Beschwerden und schweren Krankheiten ersetzen, können Ihnen aber bei vielen kleineren Leiden helfen.

Der menschliche Körper ist eine große komplizierte Einheit, in der unendlich viele Prozesse gleichzeitig ablaufen, um eines zu gewährleisten: Leben. Wir, als Teil der Natur, können unseren Körper mit Natur stärken, unterstützen und heilen. Je nach der heilenden Eigenschaft der entsprechenden Pflanze wirken ätherische Öle auf Herz, Kreislauf, Atmung, Verdauung, Ausscheidung, Lymphe, Drüsen, Hormonhaushalt, Körperflüssigkeiten, Nerven, Gehirn, Fortpflanzungs- und Geschlechtsorgane, Muskeln, Haut und Sinne. Das heißt, in bestimmten Fällen können wir auf pharmazeutische Präparate verzichten und uns zunächst mit Naturheilmitteln zu helfen versuchen, die keine Nebenwirkungen haben.

Körperpflege

Unsere Haut, mit durchschnittlich 1,5 Quadratmetern Fläche das größte Organ, freut sich ganz besonders über natürliche Pflege, denn sie wird in unserer heutigen Zeit sehr beansprucht: Verschmutzte Luft, Wind, hartes Wasser, unausgewogene Ernährung und das Bräunungsprogramm unseres alljährlichen Sommerurlaubs setzen ihr äußerst hart zu. Ätherische Öle, in Verbindung mit anderen pflanzlichen Ölen, können nicht nur Haut und Haare pflegen und schützen, sondern helfen auch bei Entzündungen, Verbrennungen, Verletzungen, Hautpilz, Geschwüren, Krampfadern, Warzen u. a. m.

Viele Menschen benutzen immer noch Schönheitsmittel, die auf synthetischen oder tierischen Substanzen basieren, und von denen sie sich eventuell kosmetischen Erfolg versprechen; Substanzen, die an Tieren getestet wurden und für diese Qual und Tod bedeuten. Ätherische Öle sind lebendige Energie. Sie müssen nicht in qualvollen Langzeitversuchen an Tieren getestet werden und tragen nicht die Schwingungen des Todes in sich, sondern die Kraft energiereicher Vitalität.

Körperduft

Zur Unterstützung unseres individuellen Körperduftes und zum Ausgleich möglicherweise auftretender unangenehmer Körpergerüche benutzen wir Parfum und parfumierte Deodorants. Das Benutzen von Parfum hat einen eindeutigen Grund: Wir wollen auf andere attraktiv, anziehend und liebenswert wirken, und uns auch selbst gut riechen können. Parfum wurde in früheren Zeiten ausschließlich aus natürlichen Essenzen und ätherischen Ölen hergestellt. Heute finden wir in den meisten Parfums fast nur noch synthetische und sogenannte naturidentische Stoffe (auf vielen Kosmetika angegeben), die aber nichts mit Natur zu tun haben.

Ich empfehle Ihnen, sich Ihr eigenes Parfum oder Deodorant aus ätherischen Ölen herzustellen oder in entsprechenden Läden fertige Parfums aus diesen Ölen zu kaufen, die Ihnen die Gewißheit geben, wirklich reine Natur zu benutzen.

Räume und Raumluft

Ein angenehmer Duft in den Räumen, in denen wir leben und arbeiten, an den Dingen, die uns umgeben, der Kleidung, die wir tragen, stimmt uns ausgeglichen und freudig. Finden Sie heraus, welche ätherische Essenz Ihnen in Ihren Wohn- und Arbeitsräumen oder in Ihrer Kleidung zu einem guten Lebensgefühl verhilft und nutzen Sie diese Möglichkeit mit feinem »Spürsinn«.

Geschmacksverfeinerung

Jedes Öl hat einen Duft *und* einen Geschmack. Viele der Öle finden Sie als Kräuter, Gewürze oder Säfte in Koch- und Backrezepten. Sie werden benutzt, um damit Speisen und Getränke zu aromatisieren, den Eigengeschmack der Nahrungsmittel hervorzuheben und sie zu verfeinern.

Heilung und Pflege der Seele

Unser Verstand und unsere Seele senden uns ständig Gefühlssignale. Die Signale der Seele zielen darauf ab, unser Leben wahr und richtig, entsprechend unserem individuellen Wesen, zu gestalten. Unser Verstand ist konditioniert. Er ist ein Resultat der Verhaltens- und Denknormen der Gesellschaft mit ihren Geboten und Verboten, der Werte der Menschen, die uns erzogen, der Bilder, die wir als Kind gesehen, der Musik, die wir gehört, und der Düfte, die wir wahrgenommen haben. Das alles hat ein Bild der Welt in uns erzeugt, das nicht immer realitätsbezogen und schon gar nicht allumfassend ist. Es hat unser Ego geformt, das die vielfältigsten emotionalen Reaktionsmuster bedingt, die selten wirklichkeitsnah sind. Ein anderes (damit verbundenes) Problem ist, daß wir oftmals nicht in der Lage sind, unsere Gefühle sofort und ganz auszuleben und sie statt dessen unterdrücken und in unserem Körper speichern. Dadurch kommt es zu Spannungen, Schmerzen und schließlich zu den bekannten Krankheiten mit seelisch-emotionalem Hintergrund.

Mit ätherischen Ölen können Sie negative Stimmungen ausgleichen oder auflösen und positive Stimmungen an ihre Stelle setzen. Das führt zu einer Auflösung der Spannungen zu positiver Lebenseinstellung und körperlichem Wohlbefinden.

Ein wichtiger Bestandteil unseres Lebens ist Sexualität. Alles, was Freude macht und dazu gehört ein erfülltes Liebesleben, vermehrt unser Glücksgefühl, läßt uns gesund und bewußt leben und erleben. Hier wirken ätherische Öle auf zwei Ebenen: direkte Anregung der Sexualität, Spannungslockerung und Hilfe bei Impotenz oder Frigidität.

Auf jeden Fall können sie unseren vielbeschäftigten Kopf beruhigen und uns in Kontakt mit unserem Herzen bringen, und Gelassenheit und Empfindsamkeit sind, wie wir alle bestimmt schon erfahren haben, wichtige Voraussetzungen für eine schöne, befriedigende Sexualität.

Chakren

Wer sich mit Chakren, den Energiezentren des Körpers, näher beschäftigt, weiß um ihre Bedeutungen und Wirkungen auf körperliche und seelische Vorgänge. Ätherische Öle haben ihre spezifischen Schwingungen und können zur Behandlung der Chakren angewandt werden.

Fertige Chakramischungen sind mittlerweile in vielen Duftläden zu finden.

Meditation und Spiritualität

Die Wirkungen der Öle auf die Psyche erlauben es uns, diese für spirituelle Übungen und Meditationen zu nutzen. Düfte helfen, uns zu zentrieren und zu entspannen, beim Meditieren, die innere Ruhe zu finden, zu uns selbst zu kommen, uns auf einer höheren Ebene des Seins zu erfahren.
In den folgenden Kapiteln finden Sie Methoden und Rezepte, um in den genannten Bereichen die ätherischen Öle sinnvoll, sicher und spielerisch zu benutzen.

Heilung spezifischer Symptome

Kalte Abszesse

Heiße Kompresse mit Bergamotte, Lavendel, Römischer Kamille, Knoblauch oder Tea-Tree.

Warme Abszesse

Kalte Kompresse mit Zwiebel.

Blutungen

Eukalyptus, Geranie, Zitrone, Rose, Pennyroyal, verdünnt mit Wasser mit Wattebausch oder steriler Gaze auflegen und tupfen.

Brandwunden

Lavendel pur auftupfen oder feine Gaze mit Lavendel auflegen, mehrfach wechseln. Oder Aloe Vera mit Lavendel auftragen.

Bronchitis

1. Mit Rosmarin mehrfach täglich 5 Minuten inhalieren.
2. Einreiben der Brust mit Körperöl aus 50 ml pflanzlichem Öl, 10 Thymian, 20 Lavendel.
3. Brustwickel mit 21 heißem Wasser, 10 Thymian, 2 Lavendel.

Ekzeme/Flechten

50 ml Aloe Vera, 15 Lavendel, 10 Immortelle, 5 Cistrose, täglich einreiben.

Fußnagel-Pilz

1 Woche Nägelunterseite mit Alkohol-Lavendel-Myrrheischung einpinseln. Danach wie Fußpilz behandeln.

Fußpilz

50 ml pflanzliches Öl, 15 Lavendel, 15 Myrrhe oder Tea-Tree.

Hautpilz

50 ml Jojobaöl, 20 Eukalyptus, 10 Lavendel oder 10 Tea-Tree, täglich einreiben.

Krampfadern

100 ml Mandelöl, 20 Rosmarin, 20 Wacholder, 10 Zitrone, täglich einreiben, aber nicht direkt die Krampfader.

Mandelentzündung

1. 20 Bergamotte, 20 Thymian, 5 Zimt mischen.
2. 2 Tropfen dieser Mischung auf ein Glas Wasser, mehrfach täglich gurgeln.

Mittelohrentzündung

20 Eukalyptus und 5 Lavendel mischen, in einem Fläschchen gut durchschütteln, 2 Tropfen davon auf einen Wattebausch,

ins Ohr stecken. Diesen nach einer Stunde wechseln. Oder etwas Öl ins Ohr tropfen. Die Umgebung des Ohres mit etwas verdünntem Lavendelöl bestreichen.

Mundgeschwür

2 Myrrhe mit Wattebausch auftragen.

Nasenbluten

1 Zitrone mit eiskaltem Wasser mit Wattebausch in Nase drücken.

Prellungen/Quetschungen

Fenchel, Kampfer, Lavendel, Salbei, Ysop mit kalter Kompresse auflegen, 3–4 Tropfen auf 1 l Wasser.

Schnittwunden

Wundsalbe mit Lavendel, Bergamotte und Eukalyptus – siehe Rezepte »Haut/Wundsalbe«.

Sonnenbrand

Bad mit 3 Pfefferminze, 4 Lavendel.

Warzen

1 Lavendel, Kampfer oder Eukalyptus pur, täglich auftragen.

Wunde Haut

2 Rose, 20 ml Mandelöl.

Zellulitis

1. Zellulitis-Öl zum täglichen Einreiben: 50 ml Weizenkeimöl, 20 Origano, 10 Geranie.
2. Zellulitis-Bad: 2mal wöchentlich, einige Monate: 6 Wacholder, 2 Orange, 2 Zypresse, 2 Zitrone (nur bis zur Hüfte Wasser einlassen).

Allgemein fördern die Heilung von Wunden und Entzündungen: Benzoe, Bergamotte, Eukalyptus, Geranie, Blaue und Römische Kamille, Lavendel, Pfefferminze, Tea-Tree, Myrrhe.

Menstruation, Schwangerschaft und Geburt

Prämenstruelles Syndrom

Die monatliche Menstruation ist für viele Frauen mit gewissen körperlichen und psychischen Schwierigkeiten verbunden, insbesondere, wenn sie noch kein Kind geboren haben. Bereits einige Tage vor Beginn der Blutungen stellt sich das sogenannte *prämenstruelle Syndrom* ein.

Was bedeutet, daß es zu einem Flüssigkeitsstau im Körper kommt, Unterleib und Brüste schwellen an, die Frau wird psychisch sehr empfindlich, die Konzentration läßt nach, begleitet von Depressionen und Weinen, aus oft bedeutungslosem Anlaß. Weinen ist aber eine Reaktion des Körpers, um Flüssigkeit loszuwerden. Am besten können Sie den Flüssigkeitsstau durch viel Bewegung (Schwimmen) und Saunabesuche (Schwitzen) abbauen. Dabei hilft Ihnen zusätzlich die beruhigende, heilende Kraft des Wassers.

Muskatellersalbei, Geranie, Majoran und Rose sind *die* Menstruationsöle. Muskatellersalbei hat eine so breite Wirkung in allen Phasen der Menstruation, daß Sie mit diesem Öl allein bereits viel lindern können. In jeder Phase hilft es durch seine krampflösende stimmungerhellende und menstruationsfördernde Wirkung, und auch bei unregelmäßiger Menstruation wird es empfohlen. Viele Frauen haben schon oft darüber berichtet, daß durch Bäder, Massagen, Kompressen oder die Einnahme von Muskatellersalbei und den anderen aufgeführten Ölen die Beschwerden der Tage deutlich gelindert wurden.

Gegen den Flüssigkeitsstau sollten Sie Massagen und Bäder mit flüssigkeitstreibenden Ölen wie Rosmarin, Wacholder und Geranie durchführen. Diese Behandlung sollten Sie bereits eine Woche vor der zu erwartenden Menstruation beginnen, also etwa mit Einsetzen des prämenstruellen Syndroms. Trinken Sie außerdem reichlich viel Fencheltee.

Diese Zeit ist oft auch mit Kopfschmerzen und Schwindelgefühlen verbunden. Dagegen eignen sich Melisse und Pfefferminze als Kompresse, Inhalation oder Bad. Auch eine »trokkene« Inhalation können Sie mit diesen Ölen immer und überall machen. Es ist also gut, wenn Sie die Öle in dieser Zeit bei sich haben.

Gegen starke Gefühlsschwankungen, Depressionen und Agressivität hilft Bergamotte – die Wirkungen von Rose, Jasmin und Muskatellersalbei sind diesem ähnlich. Umgeben Sie sich in dieser Zeit mit diesen Düften in Ihrer Aromalampe, Ihrem Bad oder Ihrem Körperöl.

Menstruation

Während der Menstruation können Sie sich mit den folgenden Ölen in Bad, Massage, Aromalampe, Vaginaldusche oder als Einnahme mit Honigwasser (maximal 3 × 3 Tropfen täglich) helfen:

REZEPTUREN
BEI MENSTRUATIONSBESCHWERDEN

Bei unregelmäßiger Menstruation
Rose, Melisse und Muskatellersalbei.

Bei schwacher oder ausbleibender Menstruation
Basilikum, Fenchel, Römische Kamille, **Majoran**, Origano, Melisse,
Kümmel, Lemongras, Muskat, **Muskatellersalbei**, Myrrhe, Rosmarin, Salbei, Thymian, Wacholder, Ysop, Zypresse.

Gegen Menstruationskrämpfe
Bergamotte, Benzoe, Ingwer, **Jasmin**, Pfefferminze, **Rose**, Salbei, Ysop.

Gegen Menstruationsschmerzen
Anis, Cajeput, Römische Kamille, Karotte, Lavendel, Melisse, **Majoran, Muskatellersalbei**, Pfefferminze, **Rose**, Wacholder, Salbei, Zypresse.

Bei starker überlanger Menstruation (starkem Blutverlust)
Rose, Weihrauch, **Zypresse**, Zimt.

Stimmungserhellende Öle
Bergamotte, Weihrauch, Geranie, Grapefruit, **Jasmin**, Lavendel, Melisse, **Muskatellersalbei**, Neroli, Orange, Rose, **Rosenholz**, Weihrauch, Ylang.

Besonders effektiv bei Menstruationsbeschwerden sind heiße Sitzbäder, heiße Kompressen, Vaginalduschen und aromatisierte Tampons (siehe auch Kapitel »Anwendungsmöglichkeiten«)

Schwangerschaft

Während der Schwangerschaft sollen Sie folgende Öle *nicht* benutzen (kontraindiziert, da abortiv): Basilikum, Kampfer, Karotte, Majoran, Minze, Myrrhe, Origano, Pennyroyal, Salbei, Thymian, Ysop, Zeder, Zimt.
Während der ersten vier Schwangerschaftsmonate sind nur

in geringen Mengen zu verwenden (Gefahr einer Schädigung des Fötus!): Fenchel, Jasmin, Pfefferminze, Rose, Rosmarin.
Die ersten Monate der Schwangerschaft sind häufig mit Übelkeit, Erbrechen und Schwindel verbunden, wogegen Pfefferminze (niedrig dosiert!) benutzt werden kann. Bei Sodbrennen nehmen Sie am besten Sandelholz. Allgemein gut für den Organismus und das seelische Wohlbefinden sind Bäder und Massagen mit Geranie, Lavendel, Weihrauch, Pfefferminze und Rose.
Mit zunehmender Größe der Leibesfrucht muß sich die Bauchhaut dehnen, wobei eine sanfte Massage mit Lavendel mögliche Schwangerschaftsstreifen in Grenzen halten kann. Auch die Beine und Füße müssen mit zunehmendem Körpergewicht mehr tragen. Sie sind oft geschwollen, werden schnell müde und schmerzen. Hier hilft ein Massageöl mit Geranie und Rosmarin. Oft treten auch Rückenschmerzen auf. Behandeln Sie Ihren Rücken in diesem Fall mit einer Lavendel-Rosmarin-Massage. Bei der allgemeinen Hautpflege rate ich Ihnen zu einer Rosen-Lotion.

Geburt

Vier bis sechs Wochen vor der Geburt können Sie Bäder mit Muskatellersalbei und Nelke nehmen, die die Gebärmutter kräftigen. Sollten Sie die Geburt zu Hause erleben wollen oder an einem Platz, wo Sie Ihre Behandlung mit ätherischen Ölen fortsetzen können, so benutzen Sie Jasmin und Salbei für die Förderung der Wehen und Muskatellersalbei und Lavendel zur Linderung der Schmerzen, wenn sich der Gebärmuttermund weiten muß, der den kleinen Menschen so lange in der Gebärmutter sicher »verschlossen« hielt. Diese Öle können als Kompressen angewendet werden.
Was für ein Willkommen für den neuen Menschen, wenn der

Geburtsraum mit feinen, guten Düften aromatisiert ist. Sie wissen ja jetzt, wie wichtig der Geruchssinn ist!

Klimakterium

Diese Zeit ist mit einer gravierenden Umstellung des Hormonhaushaltes verbunden. Fenchel, Geranie, Römische Kamille und Zypresse wirken östrogenartig und helfen in dieser Umstellungsphase. Salbei ist ebenfalls zu Empfehlen, denn es enthält einen östrogenähnlichen Wirkstoff. Trinken Sie viel Salbeitee und benutzen Sie diesen Duft in der Aromalampe und beim Baden.

Erkrankungen der Gebärmutter

Bei Erkrankungen der Gebärmutter können lindernde und tonisierende ätherische Öle angewendet werden. Zu diesen zählen Jasmin, Muskatellersalbei, Myrrhe, Petersilie (auch im Essen!), Rose, Weihrauch und Zypresse. Benutzen Sie diese Öle bei Kompressen, als Bäderzusätze und bei lokalen Massagen.

REZEPTUREN ZUM PRÄMENSTRUELLEN SYNDROM

Bad (gegen Flüssigkeitsstau)
6 Rosmarin, 4 Wacholder, 2 Geranie.

Massage (gegen Flüssigkeitsstau)
10 Rosmarin, 10 Wacholder, 10 Geranie
50 ml pflanzliches Öl.

Bad (menstruationsanregend/stimmungserhellend)
4 Majoran, 4 Muskatellersalbei, 2 Rose.

Aromalampe (stimmungserhellend)
2 Rose, 2 Bergamotte, 2 Jasmin oder
4 Muskatellersalbei, 2 Neroli.

Kalte Kompresse (gegen Kopfschmerz)
3–4 Pfefferminze oder Melisse auf 1 l Wasser oder 2 Melisse oder Pfefferminze pur in Stirn und Schläfen einreiben.

Orale Einnahme (bei Übelkeit)
2 Pfefferminze, Melisse oder Rose mit Honigwasser.

REZEPTUREN ZUR MENSTRUATION

Bei schmerzender oder ausbleibender Menstruation
Sitzbad: 6 Muskatellersalbei, 4 Majoran,
2 Pfefferminze oder
4 Rose, 4 Lavendel in heißem Wasser.
Vaginalspülung: 4 Muskatellersalbei, 2 Majoran und
2 Rose oder Jasmin mit 1 l Wasser
gut vermischen und in Klistier bzw.
Vaginaldusche füllen.
Heiße Kompresse: 4 Muskatellersalbei, 4 Majoran,
2 Pfefferminze mit 2 l Wasser mischen,
Kompresse bei Erkalten erneuern.
Unterleibsmassage-Öl: 15 Muskatellersalbei, 10 Majoran,
5 Rose, 50 ml pflanzliches Öl.

Bei überlanger Menstruation und hohem Blutverlust
Sitzbad: 5 Zypresse, 5 Weihrauch, 3 Rose.
Vaginalspülung: 3 Zypresse, 2 Weihrauch, 2 Rose,
1 l Wasser.
Heiße Kompresse: 4 Zypresse, 4 Weihrauch oder Rose.

Unterleibsmassage-Öl: 10 Weihrauch, 10 Zypresse, 50 ml pflanzliches Öl.

Gegen Depressionen und starke Stimmungsschwankungen
Bad: 4 Muskatellersalbei, 4 Bergamotte, 2 Rose oder Neroli.
Aromalampe: 4 Bergamotte, 2 Lavendel, 2 Rosenholz.

Behandlung von Kindern

Kinder haben noch sehr starke Selbstheilungskräfte; ihre jungen Körper sind noch nicht so sehr durch Umwelteinflüsse, schlechte Ernährung und mangelnde Bewegung beeinflußt und viel aufnahmebereiter für die Wirkung ätherischer Öle. *Bei Kindern unter drei Jahren sollten nur in Ausnahmefällen ätherische Öle angewandt werden* und wenn, dann in sehr niedriger Dosierung. Kommen Kinder in den Kindergarten oder die Schule, sind sie meistens unvermittelt vielen neuen Menschen und damit auch Krankheitserregern ausgesetzt. Unruhige Zeiten stehen bevor.
Wollen Sie Ihr Kind, aus welchen Gründen auch immer, mit ätherischen Ölen behandeln, so sollten Sie hauptsächlich solche mit einer sehr sanften Wirkung benutzen. Zu empfehlen wären Römische Kamille und Lavendel, die eine krampflösende, schmerzstillende und beruhigende Wirkung haben.
Kinder sollten Öle niemals einnehmen. Im Badewasser nehmen Sie höchstens die Hälfte einer Erwachsenen-Dosis.

Mit zunehmendem Alter können die Dosierungen allmählich erhöht werden. Bewahren Sie Ihre ätherischen Öle aber immer so auf, daß Kinder sie nicht erreichen können.

REZEPTUREN FÜR KINDER

Schmerzstillendes, entkrampfendes, schlafförderndes Bad
2 Römische Kamille, 1 Lavendel, aufgelöst
in pflanzlichem Fett

Hautpflegendes Bad
2 Römische Kamille, 1 Rose, aufgelöst in 2 EL Honig
oder Sahne.

Erkältungsbad
2 Thymian, aufgelöst in 2 EL Honig.

Gegen Erkältung
1 Benzoe auf das Kopfkissen;
1 Benzoe oder Muskatellersalbei oder Eukalyptus
über Nacht in die Aromalampe.

Gegen Bauchschmerzen/auch Krämpfe
Heiße Kompresse mit 1 Römische Kamille auf 1 l Wasser.

Gegen Kopfschmerzen
Kalte Kompresse mit 1 Lavendel auf 1 l Wasser auf Stirn und
Schläfen.

Für gesunde Entspannung und Schlaf
1 Römische Kamille oder Lavendel auf Kopfkissen.

Gegen Zahn- und Ohrenschmerzen
Heiße Kompresse mit 1 Römische Kamille auf 1 l Wasser
oder Zahnfleisch oder Ohr mit Römische Kamille einreiben.

Bei Infektionen der Atemwege und Husten
Inhalation mit Benzoe, Zypresse, Ysop oder Zirbelkiefer und nachts 1 Tropfen dieser Öle auf das Kopfkissen oder mehrere in die Aromalampe, oder heiße Brustkompressen mit Lavendel.

Bei Keuchhusten
Inhalation mit 2 Benzoe, 1 Basilikum, 1 Ysop auf 2 l Wasser.

Massageöl für's Baby
1 Rose oder Römische Kamille auf 50 ml pflanzliches Öl.

Pflege von Haut und Haaren

Das größte und, nach Herz und Leber, wichtigste Organ ist die Haut. Sie können Ihre Haut nicht wechseln, auch wenn Sie manchmal aus ihr »herausfahren« wollen. Sie müssen mit ihr leben, so wie sie Ihnen gegeben ist.
Zu den vielfältigen Aufgaben der Haut gehört es unter anderem, unseren Körper zu bedecken und zu schützen. Giftstoffe und Stoffwechselschlacken auszuscheiden, Vitamine herzustellen, die Körpertemperatur zu regeln, Flüssigkeiten auszuscheiden und uns mit Hilfe Tausender von Nervenenden vor Verbrennungen und Verletzungen zu warnen. Sie gibt uns das Empfinden von heiß, warm, kalt, naß, trocken, glatt und rauh in allen Variationen und Abstufungen.
Die Haut zeigt Ihnen, wie es innen im Körper aussieht. Alles, was der innere Entgiftungsapparat nicht mehr schafft (übermäßiger Genuß von Alkohol, Nikotin, Koffein, Gifte aus

Lebensmitteln), versucht die Haut auszuscheiden. Die Haut zeigt Ihnen, wenn Sie sich einseitig und vitaminarm ernähren oder zu wenig trinken. Ebenso verhält es sich bei Veränderungen des Hormonhaushalts. Auch das seelische Wohlbefinden findet in der Haut seinen sichtbaren Ausdruck. Sie ist ein Ventil für viele innere körperliche und seelische Prozesse.

Wind, Wasser, Sonne, Schmutz und Giftstoffe in der Luft sind die äußeren Einwirkungen, die Ihre Haut verkraften muß. Damit sind die Funktionen und die Arbeit der Haut kurz und auf keinen Fall vollzählig beschrieben. Es sollte Ihnen nur ins Bewußtsein rücken, wie wichtig dieses Organ ist.

Die Haut besteht aus drei Schichten: Ihr oberer Bereich und für uns sichtbar ist die sogenannte *Epidermis*, die teilweise aus toten oder absterbenden Hautzellen besteht. Aus den unteren Hautschichten wandern ständig Zellen nach oben – ein permanenter Erneuerungsprozeß.

Ihr mittlerer Bereich, die *Dermis*, enthält Schweißdrüsen, Talgdrüsen, Blutgefäße, Lymph- und Blutgefäße, Haarwurzeln und Nervenzellen.

Ihren unteren Bereich bilden Muskeln und Fettgewebe. Da geht es sehr »gedrängt« zu und alle Funktionen müssen reibungslos ablaufen: Kanäle müssen frei sein, Flüssigkeiten zirkulieren können und genügend Luft muß vorhanden sein, denn die Haut will atmen.

Ätherische Öle dringen sehr gut in die Haut ein. Dabei wirken sie natürlich erst einmal auf die verschiedenen Hautschichten, Drüsen, Gefäße, Haarwurzeln und Nervenzellen. Treffen sie auf Nervenzellen, so lösen sie über das Nervensystem, wie beim Riechen, Wirkungen in Körper und Seele aus. Wenn die Öle weiter eindringen, gelangen sie in das Flüssigkeitssystem und werden, zum Beispiel vom Blut,

durch den Körper transportiert, bis sie auf das Organ treffen, das möglicherweise behandelt werden soll.
Die Wirkungen der ätherischen Öle auf die Haut sind vielfältig. Alle Öle haben zellerneuernde Kräfte, einige wirken hormonartig, andere verjüngend, fast alle antiseptisch. Sie regen die Durchblutung an, helfen bei der Ausscheidung von Giftstoffen, beruhigen Entzündungen, heilen Wunden, fördern den Vernarbungsprozeß, reinigen die obere Hautschicht und machen sie geschmeidig.
Ihre Haare sind den gleichen Umweltbedingungen ausgesetzt. Ist die Haut nicht gesund, findet sich kein geeigneter Nährboden für Wuchs und Stabilität der Haare. Ätherische Öle können sehr hilfreich sein, wenn Sie Ihre Haare pflegen wollen, sowohl indirekt über die allgemeine Hautpflege als auch über die direkte Behandlung der Haare.
Haarfülle, Geschmeidigkeit, Farbe und Glanz lassen sich mit aromatischen Kuren, Spülungen und Shampoos gut beeinflussen.

Ätherische Öle sollen nur in Ausnahmen pur auf die Haut aufgetragen werden: bei jeder Behandlung von Pickeln, Insektenstichen, Verbrennungen und Warzen. Aber auch hier gilt: Nicht übertreiben, nicht zuviel Öl benutzen!

Ätherische Öle müssen, wie Sie bereits wissen, für die Behandlung von Haut und Haar in den meisten Fällen verdünnt werden. Verwenden Sie zu diesem Zweck nur reine, kaltgepreßte pflanzliche Öle, hautfreundliche Cremes (Naturkosmetik) und für Gesichtswasser am besten reines Brunnenwasser.
Als pflanzliche Öle für Haut und Haare können Avocadoöl, süßes Mandelöl, Erdnußöl, Sonnenblumensamenöl, Weizenkeimöl (sollten jeweils etwa zehn Prozent der

Mischung ausmachen) und Jojobaöl benutzt werden. Alle Mischungen sind gut zu verschütteln und sollen dann erst einmal ruhen, damit sich die Öle untereinander verbinden und »zusammenwachsen« können.

Gesichtsöle sollten etwa 15 Minuten in die Haut einwirken.

Masken können Sie mit Heilerde (Luvos), Yoghurt, Honig, Avocado, Weizenkeimöl bzw. aus Mischungen von diesen herstellen. Sie sollten mindestens 20 Minuten auf der Haut wirken. Danach kein Make-up auftragen, denn die Haut will atmen können.
Ihre Haut und Ihre Haare werden Ihnen die sanfte Pflege mit natürlichen, reinen Substanzen, die Lebenskraft enthalten, danken. Folgende ätherische Öle haben sich als besonders wirksam erwiesen.

Haut

Normale Haut: Bergamotte, Geranie, Römische Kamille, Lavendel, Neroli, Rose, Rosenholz, Zeder.

Trockene Haut: Geranie, Lavendel, Jasmin, Orange, Rose, Rosenholz, Ylang, Zeder.

Fettige Haut: Bergamotte, Geranie, Kampfer, Lavendel, Rose, Wacholder, Weihrauch, Zeder, Zitrone, Zypresse.

Reifere Haut: Fenchel, Lavendel, Myrrhe, Neroli, Orange, Patschuli, Rose, Vetiver, Weihrauch, Zypresse.

Empfindliche Haut: Römische Kamille, Jasmin, Orange, Rose.

Irritierte Haut: Blaue Kamille, Rose.

Akne-Haut: Bergamotte, Cajeput, Niaouli, Geranie, Römische Kamille, Kampfer, Lavendel, Rose, Wacholder, Tea-Tree.

Entzündete Haut: Blaue Kamille, Karotte, Geranie, Myrrhe, Pfefferminze, Rose, Sandelholz, Ysop, Tea-Tree.

Rissige Haut: Benzoe, Geranie, Lavendel, Blaue Kamille, Karotte, Patschuli, Sandelholz, Rose.

Für die Zellregeneration: Alle Öle, besonders Lavendel, Neroli, Tea-Tree.

Bei Talgüberproduktion (unreine Haut/Mischhaut): Zitrone, Wacholder, (Bergamotte wirkt ausgleichend).

Gegen Sommersprossen: Zitrone, Zwiebel.

Gegen Pickel: Tea-Tree oder Lavendel (pur auftragen).

Zur Hautreinigung: Niaouli, Wacholder, Zitrone.

Zur allgemeinen Pflege: Bergamotte, Geranie, Kampfer, Lavendel, Pfefferminze, Rose, Zeder.

Als Deodorant: Benzoe, Bergamotte, Eukalyptus, Fichte (Füße), Lavendel, Muskatellersalbei, Neroli, Pampelmuse, Patschuli, Rosenholz, Zypresse (Füße).

Bei Dermatitis/Hautentzündung/Hautkrankheiten: Cajeput, Geranie, Blaue Kamille, Karotte, Myrrhe, Pfefferminze, Sandelholz, Salbei, Sassafras, Thymian, Wacholder, Ysop, Zwiebel, Nelke, Zimt, Eukalyptus.

Gegen Zellulitis: Lavendel, Orange, Origano, Rosmarin, Wacholder, Zypresse.

Bei Hautpilz: Eukalyptus, Lavendel, Tea-Tree, Knoblauch.

Gegen Hautjucken: Jasmin, Römische Kamille, Pfefferminze, Zeder.

Für die Handpflege (rissige Haut): Myrrhe, Rose, Sandelholz, Zitrone, Zwiebel.

Finger- und Fußnägel

Bei brüchigen Nägeln: Zitrone, Zwiebel.

Für Nagelpflege: Lavendel, Sandelholz, Zypresse.

Haare

Haarkräftigend und pflegend: Römische Kamille, Muskatellersalbei, Rosenholz, Salbei, Wacholder, Zeder, Zitrone, Zypresse.

Gegen fettiges Haar: Bergamotte, Muskatellersalbei, Wacholder, Zeder, Zypresse.

Gegen Schuppen: Eukalyptus, Rosmarin.

Bei Haarausfall: Rosmarin, Salbei, Wacholder, Zeder, Tea-Tree.

ALLGEMEINE REZEPTUREN FÜR DAS GESICHT

(Basis: 50 ml pflanzliche Öle)

Bei trockener Haut

10 Sandelholz, 7 Geranie, 5 Ylang, 3 Rosenholz.

Bei fettiger Haut

15 Zitrone, 12 Zypresse, oder 10 Kampfer, 10 Lavendel.

Bei Akne-Haut

15 Bergamotte, 10 Wacholder, 6 Zypresse oder 10 Tea-Tree.

Für die reifere Haut
15 Lavendel, 5 Weihrauch, 4 Neroli, 4 Rose.

Bei entzündeter, irritierter Haut
10 Blaue Kamille, 5 Rose, 5 Lavendel, oder
10 Sandelholz, 5 Blaue Kamille, 5 Rose oder
2 Nelke, 1 Zimt, 3 Blaue Kamille.

Gegen Falten und Runzeln
15 Fenchel, 5 Lavendel, 5 Rose.

Für die normale Haut
15 Lavendel, 8 Geranie, 4 Rose.

REZEPTUREN FÜR GESICHTSDAMPFBÄDER

(Basis: 1 l heißes Wasser)

Bei normaler Haut
4 Geranie, 4 Lavendel, 4 Patschuli.

Bei fettiger und Akne-Haut
6 Wacholder, 4 Zitrone, 4 Zypresse
(danach mit leichter Creme, Öl, Gesichtswasser behandeln).

REZEPTUREN FÜR GESICHTSKOMPRESSEN

(Basis: 1 l heißes Wasser)

Gegen Akne und Pickel
2 Lavendel, 1 Zitrone oder 2 Wacholder, 1 Lavendel oder
4 Tea-Tree.

Bei trockener Haut
2 Rose, 1 Römische Kamille, 1 Neroli.

Bei fettiger Haut
1 Rose, 1 Sandelholz, 1 Geranie.

Bei irritierter, entzündeter Haut
2 Blaue Kamille, 1 Rose oder 2 Ysop, 1 Myrrhe.

Gegen vorzeitiges Altern der Haut
2 Vetiver, 1 Neroli oder 2 Myrrhe, 1 Weihrauch.

REZEPTUREN FÜR GESICHTSWASSER/TONER

Bei trockener und normaler Haut
50 ml Brunnenwasser, 6 Lavendel, 4 Geranie oder 250 ml Rosenwasser, 10 ml Weingeist, 4 Rose, 2 Römische Kamille.

Bei fettiger Haut
50 ml Brunnenwasser, 6 Bergamotte, 4 Lavendel oder 250 ml Rosenwasser, 10 ml Alkohol (Weingeist), 4 Bergamotte, 4 Lavendel.

Toner
500 ml Brunnenwasser, 4 Geranie, 4 Bergamotte, 4 Zypresse, 2 Lavendel, 2 Zeder oder 500 ml Brunnenwasser, 10 Geranie, 8 Rose oder 500 ml Brunnenwasser, 10 Zypresse, 8 Wacholder.

REZEPTUREN FÜR GESICHTSMASKEN

(in gut verschlossenem Gefäß aufbewahren)

Für die normale, die trockene und die sensitive Haut
2 EL Heilerde (Luvos), 1 EL Avocadoöl oder Honig, 2–3 EL Wasser, 1 Lavendel, 1 Geranie.

Für die Akne-Haut
2 EL Heilerde, 1 EL (Bio-)Joghurt, 2 EL Wasser, 1 Wacholder, 1 Bergamotte.

Für die alternde, reifere Haut
2 EL Heilerde, 1 EL Avocadoöl oder Honig, 2 EL Wasser,
1 Weihrauch, 1 Myrrhe.

Für die fettige Haut
2 EL Heilerde, 1 EL Zitrone (Fruchtfleisch), 2 EL Wasser
oder Honig, 1 Kampfer, 1 Wacholder.

REZEPTUREN FÜR KÖRPERÖLE/BODYLOTION

(Basis: 50 ml pflanzliches Öl)

Allgemein pflegend
20 Rose, 5 Lavendel, 40 ml Mandelöl, 10 ml Jojobaöl,
5 ml Weizenkeimöl.

Bei irritierter Haut
7 Kamille, 7 Rose, 5 Geranie, 50 ml Jojobaöl,
5 ml Weizenkeimöl.

Für die reifere Haut
7 Weihrauch, 7 Lavendel, 5 Patschuli, 40 ml Mandelöl,
10 ml Jojobaöl, 5 ml Weizenkeimöl.

Bei fettiger Haut
7 Zeder, 7 Zypresse, 5 Weihrauch, 50 ml Jojobaöl,
5 ml Weizenkeimöl.

Gegen Zellulitis
10 Wacholder, 7 Rosmarin, 4 Lavendel, 50 ml Jojobaöl
oder 10 Zypresse, 10 Rosmarin.

Bei Bindegewebsschwäche
15 Rosenholz, 5 Rose, 50 ml Jojobaöl, 50 ml Weizenkeimöl.

REZEPTUREN FÜR CREMES

Cremes können Sie sehr einfach herstellen, indem Sie sich eine gute, pflegende Naturkosmetikcreme kaufen und diese mit den entsprechenden ätherischen Ölen anreichern. Oder Sie versuchen, die folgende Rezeptur zu variieren:

Grundrezept – Creme

4 g Wachs, 15 g Lanolin, 40 g Jojobaöl, 40 g Hamameliswasser, 10 Lavendel, 8 Bergamotte, 8 Neroli.
Wachs, Lanolin und Jojobaöl in Wasser erhitzen, bis es schmilzt. Vom Herd nehmen und mit dem Mixer vermengen; langsam umrührend tropfenweise das Hamameliswasser zufügen. Zum Schluß die ätherischen Öle zugeben und weiterrühren, bis die Masse fast erkaltet ist. Abfüllen und kühl aufbewahren.

Kokosnußöl-Creme (bräunend, pflegend)
60 ml Kokosnußöl, 20 ml Mandelöl, 20 ml destilliertes Wasser, 10 Lavendel, 8 Bergamotte, 8 Neroli.

Wundsalbe

50 g Vaseline, 10 Bergamotte oder Kamille, 10 Lavendel, 5 Eukalyptus (Vaseline erwärmen, Öle zufügen, gut vermischen).

Handpflege

5 Myrrhe, 5 Rose, 5 Sandelholz, 50 g Vaseline oder gute, fettende Handcreme.

Nagelpflege

50 ml pflanzliches Öl, 4 Lavendel, 4 Sandelholz, 4 Zypresse (Fingerspitzen 10 Min. in erwärmte Mischung tauchen; Fußnägel damit einstreichen).

Gegen brüchige Nägel
20 Zitrone, 20 ml pflanzliches Öl (Nägel regelmäßig damit einstreichen).

REZEPTUREN ZUR MUNDPFLEGE

Antiseptisches Mundwasser
3 Bergamotte, 2 Lavendel, 1 Glas Wasser (gut vermischen und den Mund mehrfach damit spülen).

Gegen Mundgeruch
2 Bergamotte, 1 Pfefferminze, 1 Glas Wasser (gut vermischen und mehrfach spülen).

Für die Mundwäsche (für längeren Gebrauch)
500 ml destilliertes Wasser, 2 TL Brandy, 3 Pfefferminze, 3 Thymian, 1 Myrrhe, 1 Fenchel.

REZEPTUREN FÜR DIE HAARE

Shampoos

(Basis: 500 ml neutrales Naturkosmetik-Shampoo. Alle Mischungen gut verschütteln!)

Trockenes Haar: 10 Zeder.
Fettiges Haar: 10 Rosmarin.
Normales Haar: 10 Lavendel oder Römische Kamille.
Gegen Haarausfall: 3 Zeder, 3 Rosmarin, 3 Salbei, 3 Wacholder.
Gegen Schuppen: 5 Rosmarin, 5 Zeder oder 10 Zeder oder 10 Rosmarin.

Spülungen
(Basis: 1 l Wasser)

Für helle Haare: 3 Römische Kamille, 1 Zitrone.
Für dunkle Haare: 3 Rosmarin, 1 Rosenholz.
Bei fettigem Haar und Schuppen: 5 Muskatellersalbei.

Haarkuren
(Basis: 50 ml pflanzliches Öl)

Bei fettigem Haar: 8 Zypresse, 8 Zeder, 8 Wacholder.
Gegen Schuppen: 10 Eukalyptus, 15 Rosmarin
(2 Stunden einwirken lassen, dann auswaschen).
Bei normalem Haar: 10 Lavendel, 10 Zeder oder Rosenholz
(20 Minuten einwirken lassen, dann auswaschen).

Parfüme

Parfum (franz. per fume – durch Verbrennen/Rauch) kommt von den alten Räuchermethoden und ist seit den Tagen der Pharaonen in Ägypten bekannt. Bis zur Entdeckung der Synthetisierung wurden Parfums fast ausschließlich aus ätherischen Ölen hergestellt (mit Ausnahme von Fixatoren). Die heute käuflichen Parfums enthalten fast nur noch synthetisierte – »nachgebaute« – Düfte und gelegentlich noch natürliche Öle, wie Jasmin absolue, das man bis heute noch nicht gänzlich imitieren konnte.
Wer Parfum benutzt, möchte seine Ausstrahlung bzw. seinen ganz persönlichen Duft unterstreichen oder verändern. Sie fühlen sich wohler, wenn Sie sich mit Ihrem besonderen Duft umgeben und wissen, daß Sie gut duften, und Sie

hoffen auf eine entsprechende Reaktion Ihrer Mitmenschen.
Bei der Herstellung eines Parfums mit ätherischen Ölen können Sie die Wirkung des Parfums auf Ihre und anderer Sinne in gewissem Maße voraussehen und dementsprechend die Öle auswählen.

Diese reinen, natürlichen Düfte haben auf den Geruchssinn ganz sicher andere Wirkungen als synthetische Düfte. Ihr Geruchssinn kann, wie Sie jetzt wissen, »nachgebaute« Düfte nicht erkennen, und Sie oder Ihre Mitmenschen werden keine oder sehr geringe psychische Wirkungen verspüren. Mit den ätherischen Essenzen wählen Sie reine »erkennbare« Duftstoffe, die außerdem Ihre Haut auf die beste, weil natürliche, Weise pflegen.

Wenn Sie sich Ihr Parfum selbst herstellen wollen, beginnen Sie am besten mit wenigen Düften und geringen Mengen (berühmte Parfums enthalten bis zu 200 verschiedene Düfte!). Mischen Sie Ihre Lieblingsdüfte (maximal 25 bis 35 Tropfen ätherische Öle auf zehn Milliliter pflanzliches Öl) und warten Sie dann das Ergebnis der ersten Mischung ab. Sie sollten mindestens eine Woche warten und die Flasche geschlossen halten, damit die Düfte »zusammenwachsen« können.

Das Herstellen Ihres Parfums ist sehr einfach, das Mischen, besser: Komponieren, weitaus schwieriger. Das Mischen eines Parfums ist wie das Komponieren eines Musikstückes. Verschiedene Instrumente bzw. Düfte ergeben die Musik bzw. das Dufterlebnis. Unterschieden wird zwischen *Topnote* des Parfums (das, was Sie zuerst wahrnehmen), *Mittelnote* (den »Charakter« des Parfums) und *Basisnote* (der Duft, den Sie als letzten wahrnehmen und der am längsten anhält). Topnoten sind meist kurzlebige, Mittelnoten mittelfristige, verbindende und Basisnoten sehr langsam verdunstende Düfte. Geachtet werden muß auch auf die Duftintensität,

damit alle Düfte in einem ausgewogenen Maß gleichzeitig duften und nicht ein oder mehrere Düfte alle anderen unterdrücken. Das Problem wird über die sehr fein ausgetüftelten Mengenanteile gelöst.
Im Kapitel »Ätherische Öle in der Übersicht« finden Sie die Verdunstungs- und Duftintensitätswerte der gebräuchlichsten ätherischen Öle. Diese Werte können Sie als Ausgangspunkt für »Ihre« Kreationen nehmen.
Hier einige Vorschläge:

REZEPTUREN FÜR PARFÜME

(Basis: 10 ml pflanzliches Öl)

Herb-männliche Note

15 Sandelholz, 5 Zeder, 5 Rosenholz, 2 Lemongras.

Liebliche Note

4 Rose, 4 Rosenholz, 4 Neroli, 4 Zeder.

Süßliche Note

8 Rosenholz, 4 Jasmin, 4 Ylang, 1 Vanille, 1 Bergamotte.

Blumige Note

10 Bergamotte, 8 Geranie, 5 Neroli, 5 Eisenkraut.

Schwere Note

10 Patschuli, 8 Sandelholz, 4 Ylang, 4 Rose, 4 Jasmin.

Ätherische Essenzen und Sexualität

Im alten Rom streute man Rosenblätter in das Bett des Brautpaares, um die Sinne anzuregen, und Cleopatra soll mit Jasminöl ihrer sinnlichen Ausstrahlung »nachgeholfen« haben. Zu allen Zeiten und in allen Kulturen bedienten sich die Menschen betörender, exotischer Düfte, um sich auf ein Liebesfest einzustimmen. In der Tierwelt spielt der Geruch eine entscheidende Rolle im Begattungs- und Fortpflanzungsverhalten. Der Duft entscheidet über das Erkennen des richtigen Partners und die richtige Paarungszeit. Der Geruchssinn der Tiere ist weitaus feiner entwickelt als der des Menschen; Tiere können Artgenossen und paarungsbereite Tiere nicht nur über weite Distanzen wahrnehmen, sondern ganz individuell »herausriechen«, und von den anderen unterscheiden.

Wir Menschen müssen uns da schon sehr viel näher kommen. Erst dann können wir entscheiden, ob wir den anderen »riechen können«. Was da so gut und anregend duftet, ist der Schweiß, der unter anderem auch Sexualhormone enthält. Ein anziehender, anregender Körperduft ist eine wichtige Voraussetzung für Sympathie, Sinnlichkeit und Liebe (was immer aus dem ersten Duftkontakt wird . . .). Die Körperdüfte können von anderen Düften überdeckt oder auch verstärkt werden. Dafür sind die Parfums da. Die Welt des Parfums ist eine vielfältige, bunte Mischung aus vorder- und hintergründigen Düften, die oft aphrodisierende Elemente enthalten und damit die Sinnlichkeit anregen. Es gibt einige ätherische Öle, deren Düfte die Sinnlichkeit ganz eindeutig anregen und unterstützend wirken, wenn der Körper dem Wunsch nicht so richtig folgen kann.

Sexualität soll Freude machen, unser Leben bereichern und verschönern. Lassen Sie uns also sehen, was aphrodisierende Essenzen in dieser Hinsicht bewirken können. Ein aphrodisierendes Bad mit einem geliebten Menschen kann ein wirklich aufregendes Fest der Sinne werden. Hier ein ganz besonderes Rezept für ein Liebespaar:
8 Sandelholz, 2 Ylang, 1 Jasmin, 2 Patschuli, 1 Schwarzer Pfeffer, 3 EL Honig.

Aphrodisierende Öle wirken auf folgenden Ebenen:

- Direkt die Sexualität stimulierend wirken Bohnenkraut, Kardamom, Koriander, Fichte, Schwarzer Pfeffer, Moschuskörner und Zimt.
- Hormonell beeinflussend wirken Jasmin und Sandelholz.
- Entspannung bringen Muskatellersalbei, Neroli, Patschuli, Rose, Ylang.
- Die Geschlechtsorgane stärkend (erektionssteigernd) wirken Ginseng und Wacholder.
- Anaphrodisierend, den Sexualtrieb dämpfend wirken Majoran und Lavendel.

APHRODISIERENDE REZEPTUREN

Aromalampe

5 Sandelholz, 2 Jasmin oder
4 Neroli, 2 Rose, 1 Bergamotte oder
4 Ylang, 2 Neroli, 1 Bergamotte oder
5 Patschuli, 2 Sandelholz, 2 Rose.

Bad

4 Ylang, 2 Sandelholz, 1 Schwarzer Pfeffer, 1 Kardamom
oder 4 Jasmin, 2 Bergamotte, 1 Schwarzer Pfeffer oder
5 Sandelholz, 1 Jasmin, 3 Zeder oder Ylang
(alle Bäder können mit 2–3 TL Honig und etwas Sahne verfeinert werden).

Massage
15 Sandelholz, 2 Jasmin, 4 Ylang, 4 Rose, 50 ml pflanzliches Öl oder
5 Ylang, 5 Sandelholz, 5 Patschuli, 5 Rose, 5 Jasmin, 50 ml Öl.

Impotenz und Frigidität haben ihre Ursachen häufig im psychischen Bereich. Das heißt, auch sie können mit Pflanzendüften behandelt werden. Da es sich hierbei aber um ein äußerst komplexes, vielschichtiges Problem handelt, sollten Sie zuerst einmal nach den möglichen Ursachen forschen, wofür Sie im allgemeinen die Beratung durch einen Arzt und/ oder Psychotherapeuten brauchen. Hier zwei Rezeptvorschläge für Sie:

Bei schwacher Erektion, Impotenz, Frigidität
Sitzbad: 8 Wacholder oder Ginseng, 2 Sandelholz;
Massageöl: 20 ml pflanzliches Öl, 8 Wacholder, 4 Sandelholz.

Noch ein Tip: Geben Sie ein paar Tropfen der Öle auf die Kopfkissen oder sprühen Sie die Bettwäsche mit dem Zerstäuber ein.

Ätherische Öle in Haushalt und Küche

Sicher haben Sie beim Lesen einige Namen entdeckt, die Sie bereits aus der Küche kennen – Öle von Kräutern, Gewürzen und Früchten, die beim Kochen, zum Würzen, verwendet werden. Mit ätherischen Ölen haben Sie ein konzentriertes Aroma zur Verfügung, mit dem Sie Speisen und Getränken eine besondere Würze geben können. Hier ist es wieder wichtig, daß es sich um reine, natürliche Öle handelt. Wenn Sie Ihre duftenden Freunde jetzt also auch in der Küche benutzen wollen, so denken Sie daran, daß jedes Fläschchen ätherischer Öle aus einer großen Menge von Pflanzen gewonnen wurde. Dosieren Sie also vorsichtig! Fügen Sie das Öl möglichst *nach* dem Kochen oder Braten zu, damit der Duft nicht schon während der Zubereitung verdunstet, lösen Sie die Öle in den Ihnen bereits bekannten Lösungsmitteln auf und verrühren Sie die Speisen und Getränke mehr als üblicherweise, damit sich das Aroma gut verteilt.

Einige Beispiele, wo Sie ätherische Öle zufügen können:

- Italienisches Nudelgericht mit Basilikum, Thymian, Origano, Salbei und Knoblauch, in Sahne aufgelöst.
- Aioli (Mayonnaise) mit Knoblauchöl anreichern.
- Salatdressing mit Basilikum, Petersilie, Knoblauch, Pfefferminz und Zitrone.
- Salatöle mit Bohnenkraut, Basilikum, Petersilie, Knoblauch, Pfefferminz, Rosmarin aromatisieren.
- Kuchenteig mit Vanille, Orange, Zitrone aromatisieren.
- Süßspeisen mit Mandarine, Orange, Grapefruit anreichern (süßen).
- Fleischspeisen mit Majoran, Basilikum, Schwarzem Pfeffer würzen.
- Saucen mit Basilikum, Salbei, Majoran verfeinern.
- Vanillesauce (natürlich mit Vanille).
- Gemüse mit Bohnenkraut, Fenchel, Wacholder usw. würzen.
- Kalte Getränke mit Zitrone, Orange, Grapefruit, Bergamotte, Mandarine verfeinern.
- Kräutertee mit den entsprechenden Ölen aromatisieren (Honig zum Auflösen nicht vergessen).

- Schwarzen Tee mit Jasmin, Bergamotte, Rose aromatisieren (Earl Grey beispielsweise ist schwarzer Tee mit Bergamotte).
- Honig mit Orange, Melisse, Lavendel, Mandarine und anderen Ölen anreichern (Honig erwärmen und dann ätherisches Öl einrühren).

Anstelle der fragwürdigen Weichspüler, die Ihre Wäsche so schön duften lassen, aber dabei dem Gewebe (und manchmal auch der Haut, besonders der Kinderhaut) schaden, können Sie es jetzt einmal mit zwei Tropfen Lavendel im letzten Spülgang Ihrer Waschmaschine probieren. Oder kaufen Sie doch das nächste Mal ein umweltfreundliches Geschirrspülmittel und fügen diesem einige Tropfen Zitronenöl zu.

Unsere ätherischen Öle finden sich jetzt also auch in Ihrem Haushalt. Damit haben wir das Gebiet der Aromatherapie verlassen und wollen sehen, wo wir weiter Düfte anwenden können.

Bevor Sie Ihre Wäsche bügeln, können Sie diese per Zerstäuber mit Ihrem Lieblingsduft beduften. Dabei sollten Sie langanhaltende Düfte wählen, die auch Ihren Schränken noch lange nach dem Bügeln einen guten Duft verleihen. Langanhaltende Düfte sind zum Beispiel Amber, Sandelholz, Rose, Ylang, Zeder, Jasmin, Lavendel, Geranie.

Duftkissen sind eine alte Methode, Schränken und Betten einen feinen Duft zu geben. Diese Kissen kann man fertig kaufen oder sie selbst nähen und dabei mit den eigenen, bevorzugten Mischungen von Kräutern und Blumen füllen. Haben Sie noch nie von einem Rosenherz oder Lavendelsäckchen gehört? Das Rosenherz im Bett ist so etwas wie der Teddybär für Erwachsene. Sein Duft läßt Sie schnell und sanft einschlafen.

In der Sauna können Sie anstelle synthetischer Duftstoffe unbekannter chemischer Zusammensetzung und Wirkung reine ätherische Öle benutzen, die Wirkungen auf die Atemwege haben und Sie erfrischen. Ich empfehle Ihnen für diesen Zweck: Eukalyptus, Zeder, Salbei, Wacholder, Latschenkiefer, Pinie, Fichte, Zitrone.
Insekten (Motten, Moskitos, Stechmücken, Fliegen) lassen sich mit insektenfeindlichen Ölen in der Aromalampe oder im Zerstäuber vertreiben. Denken Sie auch an die Zimmerpflanzen, die gelegentlich von »Ungeziefer« befallen werden. Geranie, Nelke, Melisse vertreiben diese, wenn Sie die Pflanzen mit einer sehr hohen Verdünnung davon einsprühen. Sogar Mäuse und Ratten meiden Räume, die nach Eukalyptus duften.
Zum Schluß noch das einfachste Mittel gegen Schlaflosigkeit und Schlafstörungen. Geben Sie jeweils zwei Tropfen Neroli, Majoran (das ist allerdings nicht jedermanns Duft), Rose oder Lavendel auf den Kopfkissenrand – und schlafen Sie gut!

Wirkung auf Spiritualität und Chakren

In den 6000 Jahren, seit die Aromatherapie praktiziert wird, haben sich esoterische Schulen, spirituelle Sucher und Heiler natürlich auch mit der Wirkung der Düfte auf die Spiritualität des Menschen beschäftigt. Sie benutzten Düfte, um sich auf eine höhere Ebene des Seins zu begeben, auf der sich »die Seele der Pflanze und die Seele des Menschen treffen«. Ohne Zweifel sprechen Pflanzendüfte unsere Seele an und können dabei mehr bewirken als nur einen Stimmungswandel. Ein

Schlüssel für die Weiterentwicklung der Spiritualität ist Meditation. Ich meditiere selbst und habe festgestellt, daß bestimmte Düfte beruhigen, sensibilisieren und meine Seele erreichen. Geistige und körperliche Entspannung ist der erste Schritt zur Meditation, zur vollkommenen Ruhe des Geistes und zur Klarheit, in der wir nur noch Zeuge des Geschehens sind und nicht mehr emotional damit verbunden. Es gibt Düfte, die uns auf die Meditation einstimmen können, wobei es natürlich wieder eine sehr individuelle Sache ist, welcher Duft das sein kann. Aber es gibt auch diesbezüglich durchaus verallgemeinerbare Erfahrungen.

Unsere Spiritualität hat ganz direkt etwas mit den sogenannten Chakren (Energiezentren des Körpers) zu tun. Viele esoterische Lehren und Schulen sprechen von den »verschiedenen Körpern« des Menschen. Da gibt es nicht nur den physischen Körper, sondern auch den ätherischen, den astralen und den spirituellen Körper, die uns wie mehrere »Mäntel« oder Hüllen umgeben.

Diese für die meisten Menschen nicht sichtbaren Körper umgeben jeden Menschen mit einem Energiefeld, das von einem halben bis mehrere Meter reichen kann. Der ätherische Körper (drei Zentimeter um den physischen Körper ausgedehnt) empfängt die Vitalenergie (Ki, Prana), die jeder braucht, um zu leben. Der Astralkörper (30 bis 40 Zentimeter) läßt uns die Vibrationen bzw. Stimmungen anderer spüren und ist unser emotionaler »Mantel«. Der nächste, feinste »Mantel« – der spirituelle Körper – kann viele Meter weit werden, je nach unserer spirituellen Entwicklung. Alle Körper sind eine vibrierende Einheit und fließen ineinander über. Sie werden auch *Aura* genannt, ein in vielen Farben leuchtendes Energiefeld, das einige Menschen sehen können. In den ätherischen Körper integriert sind die Chakren – die Energiezentren –, die die Vitalenergie im Körper ver-

teilen. Sie liegen entlang der Wirbelsäule und sind zuständig für spezielle Bereiche unseres physischen Körpers, für die Drüsen und die spirituelle Entwicklung. Sind alle (sieben) Chakren im Gleichgewicht und verteilen Sie die Energie optimal, dann sind wir gesund und vital. Die Chakren können eine Über- oder Unterfunktion haben, was durch körperliche oder emotionale Verletzungen verursacht worden sein kann. Davon betroffen sind dann natürlich die entsprechenden Organe, Systeme, eine bestimmte Drüse, ein Teil unserer Emotionen und unsere spirituelle Entwicklung.
Die alte esoterische Schule der Sufis erwähnt folgende Öle für die Behandlung der verschiedenen Körper:

Amber bzw. Styrax

Der »König der Düfte«, symbolisiert die Nähe zu Gott und soll für das Herzchakra und gegen Herzbeschwerden genutzt werden. Es soll den Träger des Duftes mit seinem spirituellen Körper verbinden. Es hat eine sehr lange Verdunstungszeit, und deshalb werden Sie den Duft auch sehr lange wahrnehmen können.

Weihrauch

Dieses Öl dient der Aurareinigung, regt eine ruhige, tiefe Atmung an, was ein Gefühl von Weite und Klarheit erzeugt. Ein guter Duft für den Einstieg in die Meditation.

Moschuskörner

Die Sufis erwähnen diesen Duft bei Herzbeschwerden, gestörter Sexualität und allgemein geringer Vitalität (zweites Chakra). Wenn Sie Moschuskörner riechen, was in vielen erotischen Parfums enthalten ist, werden Sie verstehen, daß es ein wunderbares Aphrodisiakum sein kann.

Sandelholz

Dieser Duft wurde von den Sufis für spirituelle Übungen verwendet, um die »rohen Gefühle«, das Ego, zu beruhigen.

Rose

Die »Mutter der Düfte« reinigt *alle* Körper und hilft dem Bewußtsein, höhere Ebenen zu erreichen. Es ist zweifelsohne das »Herzöl«, das das Herz öffnet, Liebe, Offenheit und Mitgefühl fördert.

Ergänzend benutzten die Sufis **Veilchen** und **Myrrhe** für die allgemeine Heilung und Reinigung des physischen Körpers. Wie alles, was existiert, bestehen auch unsere Öle aus Schwingungen. Diese Schwingungen treffen auf andere Schwingungen, wie unsere verschiedenen Körper, und stimulieren diese. So können zum Beispiel langsame Schwingungen durch schnelle, hohe Schwingungen beschleunigt werden. Die vorgenannten Öle bzw. deren Schwingungen können es ermöglichen, daß Sie durch Einatmen der Duftmoleküle oder Auftragen der Öle auf die Haut, höher schwingen oder die Schwingung erreichen, die Sie normalerweise haben sollten. Lassen Sie sich also von den ätherischen Ölen bei Ihren spirituellen Übungen und Meditationen unterstützen und beflügeln.

Sehen wir uns jetzt die Chakren etwas genauer an, und welche ätherischen Öle Sie zur Harmonisierung der jeweiligen Energiezentren anwenden können.

Lage und Namen der Chakren

7. Chakra: Krone
6. Chakra: Drittes Auge
5. Chakra: Hals
4. Chakra: Herz
3. Chakra: Solar Plexus
2. Chakra: Sex
1. Chakra: Wurzel

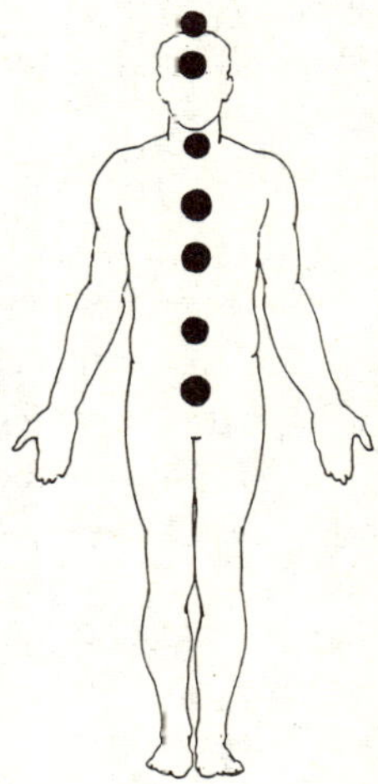

Erstes Chakra – das Wurzelchakra

Es befindet sich zwischen After und Geschlechtsteil, regelt Nebennieren, Nieren, Beine, Füße, Genitalien, Anus, Rückgrat, Nerven und Haut. Hier sitzt der Wille zum Leben, zum Überleben und die Kundalini-Energie.
Öle: Schwarzer Pfeffer, Sandelholz, Zimt, Nelke, Muskat.

Zweites Chakra – das Sexchakra

Es befindet sich etwa vierfingerbreit unter dem Nabel auf der Körper-Längsachse (alle Chakren befinden sich hier), regelt die Fortpflanzung, den sexuellen Instinkt, Vitalität, beeinflußt die Keimdrüsen, äußeren und inneren Geschlechtsorgane, Becken, Bauch, Kreuzbein, Lendenwirbel.
Öle: Ylang, Moschuskörner, Sandelholz.

Drittes Chakra – das Solar-Plexus-Chakra

Es ist im unteren Teil des Brustbeins lokalisiert, Sitz des Egos, der »rohen« Emotionen, des Selbst- und Machtinteresses. Dieses Chakra regelt Leber, Gallenblase, Magen, Därme und Nerven (Sympathicus), Lendenwirbel, Zwerchfell und Bauchspeicheldrüse.
Öle: Rosmarin, Zitrone, Salbei, Ingwer, Thymian.

Viertes Chakra – das Herzchakra

Es befindet sich auf der Höhe des Herzens, aber *hinter* diesem. Es ist verantwortlich für Liebe, Freude, Freundschaft, Mitgefühl, Gruppenbewußtsein. Es regelt natürlich die Funktionen des Herzens, aber auch die von Blutkreislauf, unteren Lungenteilen, Brust, Brustwirbel, Immunsystem, vegetatives Nervensystem und Thymusdrüse.
Öle: Rose, Rosenholz, Neroli, Petitgrain.

Fünftes Chakra – das Halschakra

Es liegt im Kehlkopf, steuert Kreativität, Visionen, Phantasie, Kommunikation, Reden, Ausdruckskraft. Hier werden Kopf- und Gefühlswelt ausbalanciert, die heute bei den meisten Menschen nicht ausgeglichen sind. Es regelt weiter Hals, Kehle, Bronchien, Lunge, Stimme, Halswirbel, Arme, Hände und die Schilddrüse.
Öle: Geranie, Eisenkraut, Jasmin, Grapefruit, Bergamotte.

Sechstes Chakra – das Chakra des »dritten Auges«

Es ist in der Mitte der Stirn zwischen den Augenbrauen lokalisiert und Sitz der Intuition, des Hellsehens, des Intellekts, der Erkenntnis, des höheren Wissens, getrennt vom Ego. Das sechste Chakra ist wie ein »drittes Auge«, mit dem man alle Dinge klar sieht oder wahrnimmt. Es regelt die

Stirn, Ohren, Nase, Schädelbasis, Nervensystem und die Hirnanhangdrüse.
Öle: Pfefferminz, Wacholder, Niauoli, Cajeput, Eukalyptus, Ingwer.

Siebtes Chakra – das Kronenchakra

Dieses Chakra befindet sich in der Mitte des Kopfes (da, wo sich bei Babys die weiche Stelle, die sogenannte Fontanelle befindet). Es ist der Sitz des Überbewußtseins, des spirituellen Willens, der Verbindung zwischen Mensch und Göttlichkeit. Res regelt das Gehirn, das Zentrale Nervensystem, Schädel, Hirnrinden und die Zirbeldrüse.
Öle: Myrrhe, Lavendel, Weihrauch, Minze.

In Deutschland gibt es bereits einige Hersteller, die fertige Chakramischungen anbieten, darunter sind sehr schöne, wirkungsvolle Mischungen. Am Duft können Sie ziemlich gut erkennen, welche Öle darin enthalten sind. Riechen Sie beim nächsten Einkauf doch mal in die Chakren-Öle rein, Sie finden bestimmt eine Sie besonders ansprechende Mischung.
Die oben aufgeführten Chakren-Öle sind meine Empfehlungen, also auch eine subjektive Auswahl. Durch Riechen und »Fühlen« der Öle werden Sie den für Sie richtigen Duft bzw. die Duftmischung bald herausfinden. Kein Mensch, kein Körper ist dem anderen gleich und hat identische Schwingungen. Vertrauen Sie Ihrer Intuition bei der Wahl der Chakramischung.
Wenn Sie Ihre Chakren mit Ölen behandeln wollen, schaffen Sie sich zu Hause eine medidative Atmosphäre: Ruhe, gedämpftes Licht, Wärme, vielleicht eine sanfte Musik. Legen Sie sich bequem hin. Massieren Sie mit der rechten Hand das Öl auf das jeweilige Chakra und konzentrieren Sie sich etwa

30 Minuten auf diesen Teil Ihres Körpers. Geben Sie eventuell einige Tropfen des Öls in Ihre Aromalampe und riechen Sie bewußt den Duft. Nutzen Sie die Kraft Ihres Geistes und stellen Sie sich vor, was Sie von diesem Chakra wollen, was es machen, wie es Ihnen helfen soll. Stellen Sie sich vor, wie es sich, gleich einer Blume, langsam öffnet, wie die Energie durch das Chakra fließt, die entsprechenden Organe anregt, und wie sich Harmonie in Ihnen ausbreitet. Es ist gut, wenn Sie diese Übung täglich einmal eine Woche lang machen und dann zum nächsten Chakra übergehen.

Astrologische Aspekte

Pflanzen, Kräuter, Bäume und Blumen wurden in früheren Zeiten aufgrund von Form, Farbe, Zusammensetzung und Standort bestimmten Planeten zugeordnet. Im Mittelalter zum Beispiel war das für Ärzte ein wichtiger – manchmal einziger – Leitfaden für eine Verordnung. Die Astromedizin ordnet jedes Organ einem Planeten zu, und so ergibt sich, über die Planeten, eine Zuordnung der Pflanzen zu Organen, daraus wiederum auch eine Zuordnung zu Sternzeichen und Elementen. Vielleicht mutet das überholt an, wenn man bedenkt, daß wir heute zum Mond fliegen und Sonden in ferne Galaxien senden können. Trotzdem ist nicht alles an diesem System überholt oder gar falsch. Düfte üben auf uns eben solche Einflüsse aus, wie wir sie den Planeten bzw. den Elementen zuschreiben. Die Astrologie und die chinesische Medizin arbeiten beide mit denselben vier Elementen: Erde, Feuer, Wasser und Luft. Die chinesische Medizin kennt dazu noch das Metall als fünftes Element.

Wenn wir die Düfte in der Aromalampe, dem Bad oder der Körperkosmetik (Parfum) gezielt einsetzen, können wir für einen Ausgleich eines Elemente-Ungleichgewichts sorgen. Beispiel: Sie haben zuviel Planeten in Luftzeichen in Ihrem Horoskop und fühlen sich tatsächlich oft »abgehoben« oder zu »luftig« und verlieren leicht den Bezug zur Realität. Dann brauchen Sie einen erdigen Duft, um wieder in Kontakt mit der Erde oder wieder auf den Boden der Realität zu kommen. Ich möchte hier nicht tiefer in die Astrologie oder Elementelehre eindringen, sondern nur kurz darstellen, wie Sie Düfte für einen Ausgleich Ihrer Elemente nutzen können. Sehen wir uns also jetzt diese Möglichkeiten an, wie wir mit ätherischen Ölen unsere Psyche, Denken und Handeln beeinflussen können.

Elemente-Ausgleich

Zu wenig Feuer kann verursachen: Mangelndes Selbstvertrauen, wenig Enthusiasmus, Vermeidung von Herausforderungen, wenig Lebensfreude, -vertrauen und Eigeninitiative.
Ausgleich: Feuer-Düfte wie Myrrhe, Neroli, Orange, Rosmarin und Pfeffer.
Zuviel Feuer kann führen zu: Überaktivität, Ruhe- und Rastlosigkeit, Sensationsgier, Überimpulsivität, Rücksichtslosigkeit, mangelndes Mitgefühl.
Ausgleich: Wasser-Düfte wie Kamille, Grapefruit, Myrte, Nelke.
Zu wenig Wasser kann verursachen: Gewisse Gefühlsarmut allgemein, kein Mitgefühl, Schwierigkeiten beim Umgang mit Gefühlen anderer, wenig Vertrauen in die eigene Intuition (alles muß rational erklärbar sein).
Ausgleich: Wasser-Düfte wie Kamille, Myrte, Grapefruit, Nelke.

Zuviel Wasser kann verursachen: Ziellosigkeit, kein angemessenes Verhältnis zwischen Situation und emotionaler Reaktion, Überemotionalität, Rückzug vom schwierigen Alltagsleben, Vermeidung von Herausforderungen, übergroßes Liebebedürfnis, zu starkes Mitgefühl, Hilfs- und Opferbereitschaft, sehr hohe Sensibilität, sehr spirituell.
Ausgleich: Feuer-Düfte wie Weihrauch, Kardamom, Zimt, Rosmarin, Pfeffer, Ingwer.
Zuviel Erde kann verursachen: Mangel an Vorstellungskraft, Visionsunfähigkeit, Dominanz von praktischem Denken, Arbeit und Leistung wird zuviel Gewicht beigemessen, mehr um das Wie statt das Warum besorgt, wenig Lebensfreude.
Ausgleich: Luft-Düfte wie Muskatellersalbei, Lavendel, Wacholder, Eisenkraut, Minze.
Zu wenig Erde kann führen zu: Mangelndem Realitätsbezug (zuviel Luft), Sorglosigkeit bezüglich Geld, Einkommen, Ernährung, Wohnung, Arbeit (eben das, was man in unserer Welt zum Leben braucht), Weigerung, erwachsen zu werden (Verantwortung zu übernehmen), Flucht in die geistige Welt, Vernachlässigung des Körpers, Kapazität für grenzenlose Kreativität, Imagination, hohes spirituelles Potential.
Ausgleich: Erde-Düfte wie Zeder, Styrax, Angelikawurzel, Vetiver.
Zuviel Luft kann verursachen: Zuviel denken, planen, klären wollen, wenig Spontaneität dadurch, fehlender Realitätsbezug, in Luftschlössern leben, vom Hier und Jetzt und praktischen Anforderungen des Lebens abwenden, hochaktives Nervensystem, sehr sensibel, rastlos bis zur völligen Erschöpfung (keine Pausen, kein Abstand zur Arbeit), sehr innovativ, kreativ, systematisch denkend, leichter Umgang mit den verschiedensten Menschen, Koordinationsgenie.
Ausgleich: Erde-Düfte wie Basilikum, Immortelle, Patchouli, Sandelholz, Vetiver.

Zu wenig Luft kann verursachen: Hohe Identifikation mit Materiellem, Handlungen, Gefühlen; kein Abstand zum täglichen Allerlei, wenig Offenheit für Neues, Unerwartetes, Anderes; Schablonendenken und -fühlen, Intoleranz, Kritiksucht.

Ausgleich: Luft-Düfte wie Bergamotte, Melisse, Zitrone, Muskatellersalbei, Lavendel, Wachholder.

Planeten-Zuordnung

Sonne	Benzoe, Bergamotte, Myrrhe, Neroli, Patschuli, Rosmarin, Mandarine, Weihrauch.
Mond	Kamille.
Mars	Basilikum, Schwarzer Pfeffer, Estragon, Salbei, Koriander, Knoblauch, Zwiebel.
Venus	Rose, Geranie, Ylang, Neroli, Veilchen, Thymian, Eisenkraut.
Merkur	Fenchel, Lavendel, Majoran, Muskatellersalbei, Karotte.
Saturn	Eukalyptus, Kampfer, Zypresse, Pinie.
Jupiter	Jasmin, Melisse, Vetiver, Wacholder, Myrrhe, Koriander, Salbei, Nelke, Anis.
Uranus	Sandelholz, Zeder.

Sternzeichen-Zuordnung

Widder	Ingwer, Rosmarin.
Stier	Majoran, Thymian.
Zwilling	Muskatellersalbei, Eisenkraut.
Krebs	Jasmin, Ysop, Melisse.
Löwe	Orange, Kamille, Angelika.

Jungfrau	Pfefferminze, Fenchel, Lavendel.
Waage	Neroli, Rose, Veilchen, Verbena, Thymian, Ylang.
Skorpion	Basilikum, Koriander, Estragon, Knoblauch.
Schütze	Melisse, Salbei, Zeder.
Steinbock	Zypresse, Pinie.
Wassermann	Mimose, Myrrhe, Weihrauch.
Fische	Nelke, Sandelholz, Zimt.

Diese Übersichten enthalten nur einige der im Buch beschriebenen Öle, da nicht alle Pflanzen, weder in früheren Zeiten noch heute, Planeten zugeordnet wurden oder werden. Es besteht in den verschiedenen Veröffentlichungen außerdem einige Verwirrung bezüglich der Zuordnung, so daß ich Ihnen wieder empfehlen möchte, sich auf Ihre eigene Nase zu verlassen. Die vorgenannten Zuordnungen sollen lediglich eine Hilfe bei der Wahl des richtigen Duftes sein. Es werden bereits Sternzeichen- oder Planeten-Öle in entsprechenden Läden angeboten, deren Mischungen allerdings selten bekanntgegeben werden. Riechen Sie, »fühlen« Sie, entscheiden Sie selbst, was zu Ihnen »paßt«.

Ätherische Öle in der Übersicht

Verdunstungswerte
(soweit bekannt)

Schnelle Verdunstung Bergamotte, Eukalyptus, Eisenkraut, Grapefruit, Kamille, Minze, Majoran, Pampelmuse, Pennyroyal, Rosmarin, Rosenholz, Wacholder, Zitrone.
Mittlere Verdunstung Anis, Basilikum, Fenchel, Kardamom, Koriander, Latschenkiefer, Mandarine, Muskat, Nelke, Niaouli, Orange, Pinie, Petitgrain, Salbei, Schwarzer Pfeffer, Thymian, Weihrauch, Ysop. Zypresse.
Langsame Verdunstung Basilikum, Benzoe, Geranie, Jasmin, Lavendel, Lemongras, Muskatellersalbei, Myrrhe, Rose, Sandelholz, Vanille, Weihrauch, Ylang, Vetiver, Zeder.

Duftintensität

(soweit bekannt)

Leicht

Benzoe, Bergamotte, Fenchel, Grapefruit, Kampfer, Lavendel, Majoran, Mandarine, Melisse, Myrte, Petitgrain, Pinie, Rosenholz, Zeder, Zirbelkiefer, Zwiebel, Zypresse.

Mittel

Angelika, Anis, Cajeput, Geranie, Ingwer, Knoblauch, Latschenkiefer, Lemongras, Majoran, Muskatellersalbei, Nelke, Neroli, Orange, Origano, Patschuli, Pennyroyal, Rose, Rosmarin, Salbei, Sandelholz, Thymian, Verbena, Wacholder, Ylang, Ysop, Zitrone.

Stark

Basilikum, Eukalyptus, Eisenkraut, Jasmin, Kamille, Kardamom, Koriander, Muskat, Myrrhe, Nelke, Niaouli, Pfefferminz, Schwarzer Pfeffer, Vanille, Vetiver, Weihrauch, Zimt.

Mengenempfehlungen

1 ml = 1 gr = 20–25 Tropfen, abhängig von der Konsistenz des Öls und dem Tropfer;
1%ige Lösung bei 50 ml pflanzlichem Öl = 15–20 Tropfen ätherische Öle

Bäder: 6–10 Tropfen

Massageöle: 1–2%ige Lösungen = 15–30 Tropfen auf 50 ml pflanzliches Öl.

Heilöle: 3%ige Lösungen = 60 Tropfen auf 50 ml pflanzliches Öl.

Inhalationen: maximal 5 Tropfen auf 2 l Wasser.

Kompressen: maximal 5 Tropfen auf 1 l Wasser.

Einnahme: maximal 3 × 3 Tropfen täglich.

Aromalampe: 6–10 Tropfen.

Preise

Ätherische Öle, Endverbraucherpreis BRD 1988/pro 10 ml
(+ = 5–10 DM; ++ = 10–20 DM; +++ = 20–50 DM; ++++ = über 50 DM)

Angelika	+++
Anis	+
Basilikum	+
Benzoe	+++
Bergamotte	++
Bohnenkraut	+
Cajeput	+
Citronella	+
Cumin	++
Eisenkraut	++
Estragon	++
Eukalyptus	+
Fenchel	+
Fichte	+
Geranie	++
Ginseng	++
Grapefruit	+
Ingwer	++
Jasmin	++++
Kamille, Blaue	++++
Kamille, Röm.	+++
Kampfer	+
Kardamom	+++
Karottensamen	++
Knoblauch	++++
Koriander	+
Kümmel	++
Latschenkiefer	+
Lavendel	+/++
Lemongras	+
Mairose	++
Majoran	+
Mandarine	+
Melisse	+++
Minze	+
Moschuskörner	+++
Muskat	++
Muskatellersalbei	++
Myrte	+
Myrrhe	++
Nelke (Blätter)	+
Neroli	+++
Niauoli	+
Orange	+
Origano	++
Patschuli	+
Pennyroyal	+
Petersilie (Samen)	++
Petitgrain	++
Pfeffer, schwarz	++
Pfefferminze	++
Pinie	+
Rose	++++
Rosenholz	++
Rosmarin	++
Salbei	++
Sandelholz	+++
Sassafras	++
Terpentin-Essenz	+
Tea-Tree	++
Tuja	++
Thymian	++
Vanille	+++
Verbena	++++
Vetiver	+++
Wacholder	++
Weihrauch	++
Ylang-Ylang	++
Ysop	+++
Zeder	+
Zimt (Blätter)	+
Zimt (Rinde)	++
Zirbelkiefer	+
Zitrone	+
Zwiebel	+++
Zypresse	+

Gebräuchliche und käufliche ätherische Öle in alphabetischer Reihenfolge

In diesem Kapitel werden die zur Zeit käuflichen und/oder gebräuchlichsten Öle in alphabetischer Reihenfolge beschrieben. In erster Linie geht es hier um die wichtigsten Öle, häufig anzuwendenden und weniger um jene, die nur selten angewendet werden.
In der Reihenfolge finden Sie die Bezeichnung des Öls, den botanischen Namen der Herkunftspflanze, von welchem Teil der Pflanze es gewonnen wird, seine Eigenschaften, Anwendungen für den Körper allgemein, für Haut und Haare (Pflege und Heilung), für Emotionen und Geist (psychisch/kephal) und abschließend Hinweise auf Kontra-Indikationen, Benutzung, Dosierung und sonstige Anwendungsmöglichkeiten.
Sie werden feststellen, daß einige Öle einen weiten Anwendungsbereich haben. Es handelt sich dabei um Universal-Öle, die viele Indikationen abdecken. Bei anderen Ölen werden Sie nur wenige Eigenschaften finden, die eine Anwendung zulassen.
Sind Sie erst Anfänger in Sachen Aromatherapie und Suchender in der Welt der schönen Düfte, empfehle ich Ihnen, erst einmal eine seriöse Bezugsquelle für ätherische Öle ausfindig zu machen (Geschäft oder Hersteller), die garantiert reine ätherische Öle anbietet. Nutzen Sie die Möglichkeit, in Duft- oder Naturkostläden die Produkte verschiedener Hersteller kennenzulernen und zu vergleichen und folgen Sie bei der Auswahl letztendlich Ihrem ganz persönlichen »Duftinstinkt«.

Ihr Start-Set können eine Aromalampe und einige Öle sein, die vielfach angewendet werden können und ganz allgemein eine angenehme Duftnote haben. Dazu gehören beispielsweise Lavendel, Rosmarin, Wacholder, Eukalyptus, Bergamotte, Geranie, Sandelholz, Zitrone, Pfefferminze.

Amber/Styrax

(Liquidambar orientalis)

Aus Rinde, Harz des Baumes. **Eigenschaften:** Harmonisiert den elektromagnetischen Körper, »beflügelt« Herz und Seele, »reinigt« die Aura. **Anwendungen:** Unruhe, Angstzustände; gut für Meditation. Hinweis: Tatsächlich gibt es kein Amberöl, sondern nur das Styraxöl mit ähnlichem, beruhigendem, leicht süßlich-harzigem Duft. Ein gutes Fixativ für Duftmischungen.

Angelikawurzel

(Angelica archangelica)

Aus Wurzeln, aber auch aus Blättern und Samen. **Eigenschaften:** MAGENFREUNDLICH, VERDAUUNGSANREGEND, schleimlösend, steigert Abwehrkräfte, pilztötend, antibakteriell. **Anwendungen:** Verdauungsstörungen, ALLE Infektionskrankheiten, Nervosität.

Anis

(Pimpinella anisum)

Aus Pflanze und Samen. **Eigenschaften:** Allgemein anregend, krampflösend, magenwirksam. **Anwendungen:** Migräne, Schwindel, Verdauungsstörungen, Blähungen, Erbrechen, Menstruation (schmerzlindernd), Koliken, Asthma, Husten, wahrscheinlich gut gegen Impotenz/Frigidität. **Hinweis:** Anwendung in Aromalampe, aber in geringer Dosierung und nicht langfristig, da sonst u. U. magenreizend, narkotisierend, nieren- und gehirnzellenschädigend wirkend.

Arnika

(Arnica montana)

Aus Wurzeln und Blüten. Stark toxisches Öl. Selten erhältlich und nur vom Arzt anzuwenden.

Basilikum

(Ocimum basilicum)

Aus der ganzen Pflanze. **Eigenschaften:** KRAMPFLÖSEND, VERDAUUNGSFÖRDERND, NERVENSTÄRKEND, tonisierend, menstruationsfördernd, antiseptisch, schleimlösend, schlaffördernd, entspannend. **Anwendungen:** Bronchitis, Keuchhusten, Erkältung, Grippe, Fieber, Verdauungsstörungen, Übelkeit, Erbrechen, Menstruation (fördernd), Nervosität. **Haut/Haar:** Spannkraft und Geschmeidigkeit der Haut. **Emotionen/Geist:** Geistige Erschöpfung, Regenerierung der geistigen Kräfte, Klarheit, Depression, Angst, Phlegma, prämenstruelles Syndrom, Schlaflosigkeit. **Hinweis:** Irritiert u. U. sensitive Haut, heiß-kalt-Gefühl beim Baden, kontraindiziert in der Schwangerschaft; wehrt Insekten ab.

Benzoe

(Styrax benzoin)

Vom Harz des Storaxbaumes. **Eigenschaften:** SCHLEIMLÖSEND, ANTISEPTISCH, krampflösend, harntreibend, herzstärkend. **Anwendungen:** Erkältung, Husten, Bronchitis, Asthma, Erkältung der Harnwege, Infektionen der Geschlechtsorgane, Koliken, Gicht, Arthritis, Gonorrhöe, Leukorrhöe (weißlicher Scheidenausfluß), Spermatorrhöe (Samenfluß ohne geschlechtliche Erregung). **Haut/Haar:** Wundheilung, Hautreizung, Entzündungen, Geschwüre; Deodorant. **Emotionen/Geist:** Emotionale Erschöpfung, Aufregung, Trauer.

Bergamotte

(Citrusauranthium)

Von der Schale der Bitterorange. **Eigenschaften:** SCHMERZLINDERND, ANTISEPTISCH, STIMMUNGSAUFHELLEND, krampflösend, verdauungsfördernd, schleimlösend. **Anwendungen:** Infektionen der Atemwege, Mandelentzündung, Mundentzündungen, Diphterie, Verdauungsstörungen, Koliken, Blähungen, Harnwegsinfektionen, Gallensteine, Fieber, Gonorrhöe, Leukorrhöe, Herpes II, Scheidenjucken, Würmer, nervöse Spannungen. **Haut/Haare:** Hautpflege, Abszesse, Akne, Ekzem, Krätze, Krampfadern, Wundheilung, Geschwüre, Herpes I, Narben; desodorierend, bräunend, Mundgeruch. **Emotionen/Geist:** Depressionen, Angst, Streß, prämenstruelles Syndrom, Schlaflosigkeit; stimmt positiv und leicht, gibt Vertrauen. **Hinweis:** Bestens geeignet für Bade-, Körper- und Massageöle; zur Tee-Aromatisierung (Earl Grey).

Blaues Veilchen

(Viola odorata)

Von den Blättern der Pflanze. **Eigenschaften:** Nervenstärkend, beruhigend. **Anwendungen:** Kopfschmerz, Erkältung, Husten, Keuchhusten, Halsentzündung, Bronchitis, Blähungen, Verstopfungen, innere Geschwüre, Krebs. **Haut:** Hautentzündungen. **Emotionen/Geist:** Aufregung, Unruhe, Nervosität. **Hinweis:** Eine *essence absolue* für teuerste Parfums.

Bohnenkraut

(Bergbohnen-, Pfefferkraut)

(Satureja montana)

Aus der ganzen Strauchpflanze. **Eigenschaften:** VERDAUUNGSFÖRDERND, STARK ANTISEPTISCH, magenstärkend, krampflösend, schleimlösend, aphrodisierend. **Anwendungen:** Verdauungsstörungen, Blähungen, Durchfall, Magenschwäche, nervöser Magen, Darmkrämpfe, Würmer, Impotenz/Frigidität. **Haut/Haar:** Wundheilung, Insektenstiche. **Emotionen/Geist:** Schwache Libido.

Cajeput

(Melaleuca leucondendron)

Von Blättern und Zweigen des Baumes. **Eigenschaften:** ANTISEPTISCH, SCHLEIMLÖSEND, antibakteriell, windtreibend, SCHMERZSTILLEND, anregend. **Anwendungen:** Infektionen der Atemwege, Erkältung, Katarrh, Sinusitis, Kopf-, Zahn- und Halsschmerzen, Arthritis, Muskelschmerzen, Tumore, allgemeine Müdigkeit. **Haut/Haar:** Hautentzündungen, Haarausfall, Kahlköpfigkeit (Pflege). **Emotionen/Geist:** Lustlosigkeit, Apathie, geistige Erschöpfung, wirkt sehr stimulierend. **Hinweis:** Irritiert u. U. sensitive Haut, ersatzweise Niauoli verwenden. **Nicht** für Kleinkinder unter 3 Jahren anwenden!

Citronella

(Cymbopogon nardus)

Aus dem Gras. **Eigenschaften:** Allgemein anregend, erfrischend, pilztötend, antibakteriell. **Anwendung:** Rheuma (Massage-Öl), Pilzinfektionen; Lufterfrischung. **Hinweis:** Insektenfeindlich (Moskitos); vertreibt Katzen und Ratten; Allergie möglich.

Cumin

(Cuminum cyminum)

Aus dem Samen der Pflanze. **Eigenschaften:** VERDAUUNGSFÖRDERND, MAGENSTÄRKEND, krampflösend, appetitanregend. **Anwendungen:** Verdauungsstörungen, Magen- und Darmkrämpfe, Blähungen, Durchfall, Herz- und Kreislaufschwäche. **Hinweis:** Verwandt mit Koriander, Bestandteil der bekannten Currys.

Eisenkraut

(Lippia citriodora, Cymbopogon citratus)

Aus den Blüten und Blättern des Busches. **Eigenschaften:** Konzentrationsfördernd, leicht euphorisierend, magenstärkend. **Anwendungen:** Erkältung, Grippe, Appetitmangel, Magenschwäche. **Emotionen/Geist:** Geistige Müdigkeit, Konzentrationsschwäche, Antriebsschwäche, Depressionen. **Hinweis:** Frischer, anregender Duft – gut für »Kopf-Arbeiter«.

Estragon

(Artemisia dracunculus)

Von der ganzen Pflanze. **Eigenschaften:** MAGENSTÄRKEND, VERDAUUNGSFÖRDERND, KRAMPFLÖSEND, antiseptisch, appetitanregend, menstruationsfördernd. **Anwendungen:** Appetitlosigkeit, Verdauungsstörungen, Blähungen, Schluckauf, vegetative Dystonie, Würmer, Rheuma, Krebs, Menstruation (ausbleibende, schwache).

Eukalyptus

(Eukalyptus globulus)

Von den Blättern des Baumes. **Eigenschaften:** STARK ANTISEPTISCH, SCHLEIMLÖSEND, FIEBERSENKEND, krampflösend, Blutzucker senkend, blutreinigend, magenstärkend, allgemein anregend. **Anwendungen:** Schnupfen, Erkältung, Bronchitis, Asthma, Grippe, Sinusitis, Halsentzündung, Verdauungsstörungen, Durchfall, Infektionen der Harnwege, Gallensteine, Migräne, Fieber, Herpes I, Leukorrhöe,

Gonorrhöe, Rheuma, Scharlach, Blutungen, hoher Blutzuckerspiegel. **Haut:** Wundheilung, Blasen, Geschwüre. **Emotionen/Geist:** Konzentrationssteigernd, gibt ein Gefühl der Weite. **Hinweis:** Irritiert u. U. sensitive Haut, darum im Bad gering dosieren; sehr guter Luftreiniger, desinfizierend in Luft und Wasser; insektenfeindlich, vertreibt Ungeziefer in Küche und Keller. **Nicht** für Kleinkinder unter 3 Jahren anwenden!

Fenchel

(Foeniculum vulgare dulce)

Von Samen, Blättern und Wurzeln der Pflanze. **Eigenschaften:** VERDAUUNGSFÖRDERND, MAGENSTÄRKEND, WINDTREIBEND, antiseptisch, krampflösend, harntreibend, milchtreibend, entgiftend, abführend, hungerdämpfend, menstruationsfördernd. **Anwendungen:** Verdauungsstörungen, Blähungen, Verstopfungen, Schluckauf, Brechreiz, Nierensteine, Koliken, Menstruation (fördernd), Stärkung von Milz und Leber, Klimakterium (östrogenartig), Entgiftung (Alkoholvergiftung). **Haut:** Zellulitis. **Emotionen:** Stimmt sanft, fürsorglich und liebevoll. **Hinweis:** Sanfte, milde Wirkung. Stärkt Hungergefühl. Nicht bei Epilepsie anwenden.

Fichte

(Picea abies)

Von den Nadeln des Baumes. **Eigenschaften:** ANTISEPTISCH, tonisierend, desodorierend, atemwirksam, aphrodisierend. **Anwendungen:** Schnupfen, Husten, Bronchitis, Lungenentzündung, Grippe, Sinusitis, Magen- und Darmbeschwerden, Blasenentzündung, Prostataentzündung, Gallenblasenentzündung, Rheuma, Gicht, Anregung der Nebennierenrinde, Impotenz. **Haut:** Fußschweiß. **Emotionen/Geist:** Schwache Libido.

Geranie

(Pelargonium graveolens)

Von Blättern und Stengeln der Pflanze. **Eigenschaften:** NERVENSTÄRKEND, BERUHIGEND, HORMONELL AUSGLEICHEND, hautpflegend, schmerzlindernd, antiseptisch, tonisierend, harntreibend, gewebestärkend, blutstillend, hautheilend. **Anwendungen:** Diabetes, Durchfall, Magen- und Darmkatarrh, Gelbsucht, Nierensteine, Gürtelrose, innere Geschwüre, Entzündungen der Mundschleimhaut, Zunge und Bindehaut, Neuralgien (Gesicht), Hormonstörungen (Klimakterium), Schwangerschaftsleiden. **Haut:** Hautpflege, Hautentzündung, Ekzeme, Geschwüre, Wundheilung, Vernarbung, fettige Haut, Blutungen, tonisierend. **Emotionen/Geist:** Depressionen, Angst, harmonisiert, stimmt offen und freundlich. **Hinweis:** Bestens geeignet für Massage-, Bade-, Körperöle, Allergie möglich; insektenfeindlich.

Grapefruit (Pampelmuse)

(Citrus maxima)

Von Schale und Samen der Frucht. **Eigenschaften:** ENTSPANNEND, antibakteriell, appetitanregend, antidepressiv wirkend. **Anwendungen:** Gallenschwäche, Blasen-Erkrankungen, Appetitmangel. **Haut:** Herpes, Hautstörungen. **Emotionen/Geist:** Depressionen, Angst, negative Stimmung. **Hinweis:** Feiner, fruchtiger Duft, gut gegen Küchendünste; schöne Ergänzung für alle kosmetischen Mischungen, macht Kosmetik haltbarer.

Immortelle

(Helichrysum angustifolium)

Von den Blüten der Pflanze. **Eigenschaften:** ENTZÜNDUNGSHEMMEND, PILZTÖTEND, gewebestärkend, harntreibend, antiallergisch, schleimlösend. **Anwendungen:** Migräne, Erkältung, Bronchitis (Schleim), Magen- und Darminfektionen (Candida albicans, Escherichia coli), Halsinfektionen (Staphylococcus), Allergien. **Haut:** Verbrennungen, Sonnenschutz, Entzündungen, macht Haut sanft und geschmeidig. **Hinweis:** Wird oft als Fixativ von Parfums genutzt.

Ingwer

(Zingiber officinale)

Aus der Pflanzenwurzel. **Eigenschaften:** ANTISEPTISCH, WÄRMEND, ANREGEND, aphrodisierend, krampflösend, schleimlösend, magenstärkend, fiebersenkend, appetitanregend. **Anwendungen:** Erkältung, Grippe, Halsentzündung, Angina

Fieber, Magenkrämpfe, Durchfall, Blähungen, Verdauungsstörungen, Appetitmangel, Muskelschmerzen, müde Muskeln, Arthritis, Rheuma, Hexenschuß, Ohnmacht, möglicherweise Impotenz/Frigidität. **Emotionen/Geist:** Duft regt ästhetisches Empfinden an (Klarheit). **Hinweis:** Verhindert Oxydation von Speisen; erfrischender, süßer Duft.

Jasmin

(Jasminum officinale)

Aus den Blüten. **Eigenschaften:** ANTIDEPRESSIV WIRKEND, APHRODISIEREND, TONISIEREND, antiseptisch, krampflösend, beruhigend, milchtreibend. **Anwendungen:** Kopfschmerzen, Husten, Heiserkeit, zu wenig Muttermilch, Gebärmutter-Erkrankungen, Menstruation (fördernd, schmerzlindernd), Prostatitis, Gonorrhöe, Geburt, Impotenz/Frigidität, Nervosität. **Haut:** Hautentzündung, trockene, sensitive Haut. **Emotionen/Geist:** Depressionen, Angst, Phobien, nervöse Erschöpfung, Apathie, prämenstruelles Syndrom, fördert die sexuelle Lust; Duft stimmt leicht und beschwingt, gibt ein Gefühl innerer Weite; regt Phantasie/Visualisation an. **Hinweis:** Wichtiges Frauen-/Mutteröl. Wegen seines wunderbaren Duftes gut für alle Parfums, Massage- und Bademischungen; eines der teuersten und edelsten Öle.

Kamille

(Deutsche, blaue: *Matricaria chamomilla*;
Römische, gelbe: *Anthemis nobilis*;
Marokkanische: *Ormenis mixta*)

Aus den Blüten und der ganzen Pflanze. **Eigenschaften:** ENTZÜNDUNGSHEMMEND, MAGENWIRKSAM, KRAMPFLÖSEND, schmerzlindernd, harntreibend, fiebersenkend, tonisierend, beruhigend, entspannend, menstruationsfördernd. **Anwendungen:** Bindehautentzündung, Gerstenkorn, brennende, müde Augen, Kopfschmerzen, Zahnschmerzen, Ohrenschmerzen, Migräne, Nervenschmerzen, Verdauungsstörungen, Gastritis, Magen- und Darmkrämpfe, Durchfall, Erbrechen, Magenschmerzen, Blähungen, Menstruationsschmerzen (Krämpfe), Nierenentzündung, Harnsteine, Scheidenkatarrh, Gelbsucht, Würmer, Rheuma, Fieber, Anämie, Nervosität. **Haut/Haar:** Hautentzündungen, Hautschmerzen, Akne, Brand- und Schnittwunden, Wundheilung allgemein, Vernarbung, Ausschlag; Haarpflege, Aufheller für blondes Haar. **Emotionen/Geist:** Depressionen, Streß, Schlaflosigkeit; Duft stimmt sanft und ausgeglichen; fördert Ruhe des Körpers und Geistes. **Hinweis:** Kinder-Öl, sanfte Wirkung; speziell zur Beruhigung; gut in allen Massage- und Badeölen; die teure blaue Kamille ist besonders gut geeignet für die Hautpflege und Behandlung von Hautentzündungen. Sie hat einen wesentlich höheren Azulen-Anteil, der ihr auch die blaue Farbe gibt.

Kampfer

(Cinnamomum camphora)

Aus dem Saft des Baumes. **Eigenschaften:** HERZSTÄRKEND UND -ANREGEND, ATMUNGS- UND KREISLAUFANREGEND, ALLGEMEIN BERUHIGEND UND ANREGEND, KÜHLEND UND WÄRMEND, antiseptisch, schmerzlindernd, krampflösend, blutdrucksteigernd, windtreibend, schweißtreibend, harntreibend. **Anwendungen:** Allgemeine Schwäche, Herzschwäche, Herzstörungen, psychosomatische Leiden, nervöse Leiden, Bronchitis, Erkältung, Fieber, Lungenentzündung, Magen-

und Darmbeschwerden, Erbrechen, Rheuma, Gicht, regt Harnproduktion an, Pilzinfektionen, Reizzustände der Geschlechtsorgane. **Haut:** wärmt und kühlt die Haut, ausgleichend bei Hitze und Kälte, Wunden, Verbrennungen, Akne, Geschwüre, Verstauchungen, Prellungen, allgemeine Hautpflege. **Emotionen/Geist:** Anregend bei Depressionen, beruhigend bei Überreiztheit, schlaffördernd. **Hinweis:** Bei zu hoher Dosierung toxische Wirkung; in Schwangerschaft und bei Epilepsie kontraindiziert; irritiert sensitive Haut; Hautrötung bei hoher Dosierung.

Kardamom

(Elettaria cardamomum)

Aus dem Planzensamen. **Eigenschaften:** VERDAUUNGSFÖRDERND UND -REGULIEREND, MAGENSTÄRKEND, tonisierend, antiseptisch, krampflösend, aphrodisierend, harntreibend, gut für den »Kopf«. **Anwendungen:** Verdauungsstörungen, Appetitmangel, schwacher Magen, Sodbrennen, Erbrechen, Übelkeit, Blähungen, Koliken, Spasmen, Unterleibsschmerzen, allgemeine Schwäche, Husten. **Emotionen/Geist:** Geistige Erschöpfung, starke Verwirrung (»klärt« den Geist); schwache Libido. **Hinweis:** Irritiert u. U. sensitive Haut; erfrischendes, anregendes Badeöl; warmer, süßer Duft.

Karottensamen

(Daucus carota)

Aus dem Samen. **Eigenschaften:** Tonisierend, innerlich reinigend, hautnährend und -pflegend. **Anwendungen:** Leberinfektionen, Gallenblase (stärkend), Menstruation (fördernd, schmerzlindernd). **Haut:** Hautpflege, sehr trockene oder fettige Haut, hautnährend durch Vitamin A, bräunend durch Karotin, Akne. **Emotionen/Geist:** Überreiztheit, Nervosität. **Hinweis:** In der Schwangerschaft kontraindiziert.

Knoblauch

(Allium sativum)

Aus der Knolle. **Eigenschaften:** ANTISEPTISCH, ANTIBAKTERIELL, BLUTREINIGEND, ENTGIFTEND, PILZTÖTEND, krampflösend, blutdrucksenkend, herzstärkend, darmreinigend, appetitanregend. **Anwendungen:** Allgemeine Schwäche, Infektionen, Erkältung, Bronchitis, Asthma, Verdauungsstörungen, Blähungen, Appetitmangel, Würmer, Kreislaufschwäche, Harnsteine, Harnproduktion (steigernd), Blaseninfektion, Cholesterinspiegel (senkend), Rheuma, Gicht, Arthritis, Gonorrhöe, Krebs, AIDS (!) **Haut:** Hühneraugen, Warzen, Schwielen, Geschwüre, Krätze, kalte Abszesse, Insektenstiche. **Hinweis:** Knoblauch-Öl ist eines der wirkungsvollsten ätherischen Öle gegen Bakterien, Viren und Pilze; wird in der AIDS-Behandlung getestet (infektiöse Folgeerkrankungen).

Koriander

(Coriandrum sativum)

Aus den Früchten der Pflanze. **Eigenschaften:** ALLGEMEIN ANREGEND, MAGENSTÄRKEND, APPETITANREGEND, VERDAUUNGSFÖRDERND, krampflösend, schmerzlindernd, sanft wärmend, aphrodisierend. **Anwendungen:** Verdauungsstörungen, Magen-/Darmkrämpfe, Blähungen, Appetitmangel,

Nervenschmerzen, Rheuma, Impotenz/Frigidität. **Emotionen/Geist:** Nervöse und geistige Erschöpfung, Aphrodisiaka (weckt die »eingeschlafene« Sexualität). **Hinweis:** Fruchtiger, warmer Duft; wärmend und anregend, gut für das Bad im Winter.

Kümmel

(Carum carvi)

Aus Früchten und Blättern der Pflanze. **Eigenschaften:** ALLGEMEIN ANREGEND, MAGENSTÄRKEND, krampflösend, harntreibend, menstruationsfördernd. **Anwendungen:** Nervöse Verdauungsstörungen, Magenkrämpfe, Blähungen, Appetitmangel, Schluckauf, Verstopfung, träger Darm, Herzrasen/-flattern, Menstruation (fördernd, krampflösend, schmerzlindernd).

Latschenkiefer

(Pinus mugho furra)

Aus den Nadeln des Baumes. **Eigenschaften:** Antiseptisch, erfrischend, frischer Duft. **Anwendungen:** Infektion der Atemwege, Erkältung. **Hinweis:** Sauna- und Inhalationsöl.

Lavendel

(Lavandula officinalis, vera, angustifolia)

Aus den Blütenspitzen der Pflanze. **Eigenschaften:** BERUHIGEND, NERVENSTÄRKEND, HERZREGULIEREND, SCHMERZLINDERND, HAUTPFLEGEND, antiseptisch, krampflösend, harntreibend, schweißtreibend, tonisierend, galleanregend, gallestärkend, entgiftend, desodorierend, leicht anaphrodisierend. **Anwendungen:** Augenentzündung, Bindehautentzündung, Kopf-/Ohrenschmerzen (Fieberkopfschmerz), Migräne, Asthma, Bronchitis, Keuchhusten, Grippe, Kehlkopfentzündung, Halsentzündung, Herzklopfen/-rasen, Verdauungsstörungen, Blähungen, Durchfall, Übelkeit, Gallensteine, Menstruation (schmerzlindernd, krampflösend, unterstützend), Blasenkatarrh, Gonorrhöe, Leukorrhöe, Bluthochdruck, Koliken, Rheuma, Muskelkater, Zerrungen, Verstauchungen, Leukozytose, Vergiftungen (Lebensmittel), eitrige Prozesse, Sonnenstich, Schwangerschaftsstörungen, Nervosität. **Haut:** Hautpflege aller Typen, Zellerneuerung, hauttonisierend, Abszesse, Akne, Fisteln, Ekzeme, Geschwüre, Warzen, Furunkel, Krätze, Läuse, Zellulitis, Hautentzündungen, Juckreiz, Wunden, Verbrennungen, Vernarbung, zu starke Schweißproduktion. **Emotionen/Geist:** Depressionen, Schlaflosigkeit, Überreiztheit; glättet die Wogen der Emotionen, Spannungen, »Abschalten«, sexuelle »Unruhe«. **Hinweis:** Kinder-Öl, sanfte Wirkung; sorgt bei hoher Dosierung für tiefen Schlaf, guter Luftreiniger.

Lemongras

(Cymbopogam citratus)

Aus den Blättern der Pflanze. **Eigenschaften:** Antiseptisch, anregend, desodorierend, erfrischend. **Anwendungen:** Erkältung, Grippe, Kopfschmerz, Migräne, Magenschmerzen, Rheuma. **Emotionen/Geist:** Konzentrationsschwäche, Verwirrung, geistige Erschöpfung, Lethargie, negative Stimmung. **Hinweis:** Irritiert u. U. sensitive Haut; Öl für »Kopf-Arbeiter«; guter Luftreiniger.

Majoran

(Origanum majorana, Thymus mastictina)

Aus den Blütenknospen und der ganzen Pflanze. **Eigenschaften:** BERUHIGEND, NERVENSTÄRKEND, KRAMPFLÖSEND, WÄRMEND, VERDAUUNGSFÖRDERND, MENSTRUATIONSFÖRDERND, antiseptisch, schleimlösend, schmerzlindernd, herzstärkend, blutdrucksenkend, tonisierend, anaphrodisierend. **Anwendungen:** Kopfschmerzen, Migräne, Erkältung, Asthma, Verdauungsstörungen, Magen-/Darmkrämpfe, Blähungen, Verstopfung, Bluthochdruck, Menstruation (schmerzlindernd, krampflösend), Leukorrhöe, Nervosität. **Haut:** Wundheilung. **Emotionen/Geist:** Prämenstruelles Syndrom, Schlaflosigkeit, Sorgen, Kummer, Unruhe, Unausgeglichenheit; Anaphrodisiakum. **Hinweis:** In der Schwangerschaft kontraindiziert; wärmendes Körper-/Badeöl.

Mandarine

(Citrus madurensis)

Aus der Schale der Frucht. **Eigenschaften:** BERUHIGEND, MAGENSTÄRKEND, appetitanregend, schmerzlindernd, krampflösend. **Anwendungen:** Verdauungsstörungen, Leberschwäche, Magenschwäche, Appetitmangel, Muskelschmerzen (-kater). **Emotionen/Geist:** Aufregung, Nervosität (beruhigt Geist und Nerven mit einem warmen, fruchtigen Duft). **Hinweis:** Sanftes Kinder-Öl.

Melisse

(Melissa officinalis)

Aus den Blütenknospen und Blättern der Pflanze. **Eigenschaften:** ALLGEMEIN TONISIEREND, ANTIDEPRESSIV WIRKEND, NERVENSTÄRKEND, HERZSTÄRKEND, GEISTIG KLÄREND, krampflösend, schweißtreibend, verdauungsfördernd, fiebersenkend, uteruswirksam. **Anwendungen:** Allgemeine körperliche und geistige Schwäche, Kopfschmerz, Migräne, Erkältung, Fieber, Asthma, Herzklopfen/-rasen, Verdauungsstörungen, Übelkeit, Erbrechen, Magen-/Darmkrämpfe, Durchfall, Würmer, Menstruation (schmerzlindernd/krampflösend), Bluthochdruck, Gebärmutterleiden. **Haut:** Herpes I, Insektenstiche. **Emotionen/Geist:** Depressionen, Verwirrung, Schock, phobische Anfälle, Nervosität, Panik, Traurigkeit, Lethargie, negative Stimmung. **Hinweis:** Irritiert u. U. sensitive Haut, wirkt kühlend bei Bad und Kompresse (Fieber!); insektenfeindlich (Moskitos).

Minze (Minzspitze)

(Mentha aquatica/spicata)

Aus den Blättern der Pflanze. **Eigenschaften:** wie Pfefferminze. **Anwendungen:** wie Pfefferminze; Minze ist aber sanfter und nicht so hautreizend; sehr gut für Bäder, Massage und zur Aromatisierung von Getränken.

Moschuskörner

(Abelmoschus moschatus, Hibiscus abelmoschus)

Aus den Samen der Pflanze. Wird zur Herstellung von Parfums, Cremes, Seifen und Lotion benutzt. Sehr aphrodisierender, voller Duft.

Muskat

(Myristica fragrans)

Aus der Frucht des Muskatnußbaumes. **Eigenschaften:** ALLGEMEIN ANREGEND (KÖRPER UND GEIST), VERDAUUNGSFÖRDERND, antiseptisch, wärmend. **Anwendungen:** Rheuma (Massage-Öl), Blähungen, Verdauungsstörungen, Menstruation (ausbleibende). **Emotionen/Geist:** Geistige Trägheit und Lethargie, Verwirrtheit. **Hinweis:** In hoher Dosierung toxisch; in Schwangerschaft kontraindiziert. Halluzinogen.

Muskatellersalbei

(Salvia sclarea)

Von den Blüten der Pflanze. **Eigenschaften:** BERUHIGEND, EUPHORISIEREND, TONISIEREND (NERVEN, MAGEN, UTERUS), krampflösend, antiseptisch, blutdrucksenkend, menstruationsfördernd, aphrodisierend, euphorisierend, nervenberuhigend. **Anwendungen:** Augenentzündung, Halsentzündung, Nervenleiden, Verdauungsstörungen, Blähungen, Magen-/Darmkrämpfe, Nierenleiden, Bluthochdruck, Menstruation (ausbleibende, schmerzlindernd, krampflösend), Leukorrhöe, Impotenz, Frigidität. **Haut/Haar:** Allgemeine Hautpflege, Hautentzündungen, Furunkel, Geschwüre; zu starke Schweißproduktion; allgemeine Haarpflege. **Emotionen/Geist:** Prämenstruelles Syndrom, Depressionen, Angst, geistige Erschöpfung, Spannungszustände, Verkrampfung, Negativität, sexuelle Unlust. **Hinweis:** In Schwangerschaft kontraindiziert; nicht in Verbindung mit Alkohol einnehmen/benutzen; sanfte Beruhigung bei Massage; ist Salbei vorzuziehen, da sanftere Wirkung.

Myrrhe

(Commiphora molmol, C. opobalsum, C. abyssinica)

Aus dem Harz des Baumes. **Eigenschaften:** WUNDHEILEND, SCHLEIMLÖSEND, LUNGENANREGEND, antiseptisch, adstringierend, verdauungsfördernd, menstruationsfördernd. **Anwendungen:** Mundschleimhaut-Entzündungen, Mundgeschwüre, Schnupfen, Husten, Heiserkeit, Bronchitis, Erkältung, Verdauungsstörungen, Blähungen, Durchfall, Appetitmangel, Menstruation (ausbleibende), Geburt, Hämorrhoiden, Leukorrhöe, eitrige Prozesse. **Haut:** Pflege alternder Haut (Falten, Runzeln, Krähenfüße), Wundheilung, Geschwüre, Hautpilz, Hautkühlung. **Emotionen/Geist:** Überreiztheit, Übererregung. **Hinweis:** In der Schwangerschaft kontraindiziert.

Myrte (Rote afrikanische; grüne französische)

(Myrtus communis)

Von jungen Blättern des Busches. **Eigenschaften:** Antiseptisch, antibakteriell, gewebefestigend. **Anwendungen:** Infektionskrankheiten (Atemwege/Blase/Darm), Stirnhöhlenvereiterung, Ohrenentzündung, Schnupfen, Grippe, Bronchitis, Asthma, Keuchhusten. **Haut:** Brandwunden, allgemeine Wundheilung, Geschwüre, Fisteln. **Hinweis:** Gut für Desinfektion und Reinigung der Raumluft.

Nelke (Gewürznelke)

(Suzygium aromaticum)

Aus den Knospen und Blättern des Gewürznelkenbaums. **Eigenschaften:** STARK ANTISEPTISCH, INSEKTENFEINDLICH, allgemein körperlich und geistig anregend, krampflösend, schmerzlindernd. **Anwendungen:** Zahnschmerzen, Zahnfleischschwellungen, Rekonvaleszenz, Menstruation (ausbleibende), Verdauungsstörungen, Durchfall, Blähungen, Ansteckungsgefahr. **Haut:** Warzen, Hornhaut, Hautabschürfungen, kleine Kratzer, Hautkrebs, Krätze, eitrige Wunden, Insektenstiche. **Emotionen/Geist:** Geistige Erschöpfung, Konzentrationsschwäche. **Hinweis:** Toxisch und ätzend, deshalb gering dosieren; starkes Desinfektionsmittel und guter Luftreiniger (Aromalampe, Zerstäuber); ein wärmender und entspannender Duft für den Winterabend. Mischen Sie: Muskat, Nelke und Zimt in der Aromalampe; insektenfeindlich.

Neroli

(Citrusauranthium, bigardia)

Aus den Blüten des Bitterorangenbaumes. **Eigenschaften:** BERUHIGEND, ENTSPANNEND, ANTIDEPRESSIV WIRKEND, herzregulierend, hautpflegend, krampflösend, aphrodisierend. **Anwendungen:** Herzrhythmusstörungen, Herzklopfen/-rasen. **Haut:** Hautpflege aller Typen, Zellerneuerung. **Emo-**

tionen/Geist: Depressionen, Angst, phobische Anfälle, Schock, Panik, Schlaflosigkeit, nervöse Spannungs- und Krampfzustände, Ärger, Kummer (stimmt liebevoll, fördert Selbstvertrauen); sexuelle Unlust. **Hinweis:** Aufgrund seines runden, warmen Duftes bestens für alle Parfums und Mischungen geeignet; gut bei beruhigender Massage; völlig reizlos.

Niaouli

(Melaleuca viridiflora)

Von jungen Blättern und Zweigen des Baumes. **Eigenschaften:** ANTISEPTISCH, ANTIBAKTERIELL, SCHLEIMLÖSEND, infektionshemmend. **Anwendungen:** Bei allen Infektionen (besonders Atemwege). **Haut:** Hautreinigung, Reinigung von Wunden, Verbrennungen, Akne, Furunkel. **Emotionen/Geist:** Verwirrtheit, Abgeschlagenheit, Lethargie. **Hinweis:** Ähnelt Cajeput und Tea-Tree, ist aber hautverträglicher und nicht so vielseitig wirksam wie Tea-Tree.

Orange

(Citrus vulgaris auranticum)

Aus der Fruchtschale. **Eigenschaften:** BERUHIGEND, ANTIDEPRESSIV WIRKEND, krampflösend, hautpflegend. **Anwendungen:** Verdauungsstörungen, Blähungen, Magen-/Darmkrämpfe, Durchfall, Parodontose. **Haut:** Allgemeine Hautpflege, Zellulitis. **Emotionen/Geist:** Depressionen, Angst, negative, gereizte Stimmung, Unruhe. **Hinweis:** Gutes Kinder-Öl (sanfte Wirkung, warmer und sonniger Duft); Luftreiniger (Küchendünste); ähnelt Neroli, ist aber preiswerter.

Origano

(Origanum vulgare)

Aus den Blüten und Blättern der Pflanze. **Eigenschaften:** ANTIBAKTERIELL, ANTISEPTISCH, MAGENSTÄRKEND, durchblutungsfördernd, krampflösend, menstruationsfördernd. **Anwendungen:** Asthma, Bronchitis, Keuchhusten, Tuberkulose, Verdauungsstörungen, Blähungen, Appetitmangel, innere Infektionen, Menstruation (ausbleibende), Rheuma. **Haut/Haar:** Zellulitis, Läuse. **Hinweis:** Leicht toxisch, deshalb gering dosieren; nicht regelmäßig benutzen; in der Schwangerschaft kontraindiziert; irritiert u. U. Haut/Schleimhäute; Ersatz ist das mildere Majoran (sehr starker, anregender Duft).

Patschuli

(Pogestemon patchouli)

Von den Blättern des Busches. **Eigenschaften:** BERUHIGEND, APHRODISIEREND, antiseptisch, tonisierend. **Anwendungen:** Kopfschmerzen, Erkältung, Schwindel, Magenschmerzen. **Haut:** Wundheilung, Verletzungen, Hautpflege reiferer Haut. **Emotionen/Geist:** Angst, Unklarheit, Konzentrationsschwäche, Selbstzweifel, Unruhe, Aphrodisiaka. **Hinweis:** Bestens geeignet zur Komposition schwerer Parfums und aphrodisierender Mischungen; wirkt in geringer Dosierung anregend, in hoher Dosierung beruhigend. Duft hält sich lange an Stoffen – gut für Beduftung der Wäsche und Schränke.

Pennyroyal

(Mentha pulegium)

Von der ganzen Pflanze. **Eigenschaften:** BERUHIGEND, schweißtreibend, menstruationsfördernd, schmerzlindernd, krampflösend, antiseptisch, uteruswirksam, schleimlösend, verdauungsfördernd. **Anwendungen:** Kopfschmerzen, Zahnschmerzen, Blähungen, Fieber, Erkrankungen der Atemwege, Husten, Keuchhusten, Asthma, Bronchitis, Erkältung, Blähungen, Gallensteine, Gastritis, Leukorrhöe, Spasmen, Erbrechen, Mundgeschwüre, Menstruation (ausbleibende). **Haut:** Hautreizung und -entzündung, Insektenstiche. **Emotionen/Geist:** Konzentrationsschwäche, Verwirrtheit. **Hinweis:** In Schwangerschaft kontraindiziert; insektenfeindlich; gehört zur Familie der Minze. Da **toxisch**, nur vom Arzt anzuwenden.

Petersilie

(Petroselinum crispum)

Aus dem Samen der Pflanze. **Eigenschaften:** ALLGEMEIN ANREGEND, TONISIEREND, LEBER-/MILZ-/UTERUSWIRKSAM, harntreibend, abführend. **Anwendungen:** Erkrankungen von Leber, Milz, Blase, Harnwege, Gebärmutter, Gallenblase, Gallensteine, Gonorrhöe, Syphillis, Krebs. **Haut:** Blutergüsse. Hinweis: Leicht toxisch.

Petitgrain

(Citrus auranthium, bigarade)

Von Blättern und unreifen Früchten des Bitterorangenbaumes. **Eigenschaften:** Leicht beruhigend, nervenstärkend.

Anwendungen: Verdauungsstörungen. **Emotionen/Geist:** Nervosität, Konzentrations- und Erinnerungsschwäche, Unruhe; Gereiztheit, geistige Lethargie. **Hinweis:** Ähnelt Neroli, ist aber preiswerter; sehr angenehmer Duft für Bad und Aromalampe.

Pfefferminze

(Mentha piperita)

Von der ganzen Pflanze. **Eigenschaften:** SCHMERZLINDERND, FIEBERSENKEND, ANTISEPTISCH, SCHLEIMLÖSEND, MAGENSTÄRKEND, FIEBERSENKEND, gewebefestigend, entzündungshemmend, windtreibend, schweißtreibend, menstruationsfördernd, entgiftend, galle-/leberfreundlich. **Anwendungen:** Schwindel, Ohnmacht, Schock, Zittern, Kopfschmerz, Migräne, Nervenschmerzen, Lähmungserscheinungen, Zahnschmerzen, Schnupfen, Erkältung, Grippe, Bronchitis, Asthma, Husten, Fieber, Sinusitis, Verdauungsstörungen, Durchfall, Blähungen, Koliken, Übelkeit, Erbrechen, Würmer, Gallensteine, Herzrhythmusstörungen (nervöser Ursache), Menstruation (schwache, schmerzhafte), Schwangerschaftsleiden, Reisekrankheit. **Haut:** Akne, Hautreinigung, Hautentzündungen, Hautjucken, Krätze; gutes Hauttonikum, Atemreinigung/-erfrischung. **Emotionen/Geist:** Geistige Erschöpfung, Verwirrung, Schock, Schlaflosigkeit (hohe Dosierung), Entschlußunfähigkeit. **Hinweis:** Wirkt sehr kühlend als Bäderzusatz und in Körperölen, heiß-kalt-Effekt, vorsichtig dosieren im Bad; insektenfeindlich, vertreibt Ungeziefer, Mäuse, Ratten (mit Eukalyptus kombinieren). **Nicht** für Kleinkinder unter 3 Jahren anzuwenden!

Pinie

(Pinus sylvestris)

Aus den Nadeln des Baumes. **Eigenschaften:** ANTISEPTISCH, DESODORIEREND, antibakteriell, antiviral, leicht beruhigend, blutdrucksteigernd, kreislaufanregend. **Anwendungen:** Erkrankungen der Atemwege und Lunge, niedriger Blutdruck, schwacher Kreislauf. **Haut/Haar:** Deodorant. **Emotionen/Geist:** Nervosität, Streß, Anspannung, Aufregung (ein frischer Sanftmacher für die Nerven). **Hinweis:** Sehr erfrischend im Bad, aber gering dosieren, da hautirritierend, bestens geeignet für Sauna und Inhalation, atembefreiender Duft.

Rose

(Rosa damascena, centifolia)

Aus den Blütenblättern. **Eigenschaften:** ANTIDEPRESSIV WIRKEND, MENSTRUATIONSREGULIEREND, ANTISEPTISCH, APHRODISIEREND, HAUTPFLEGEND, tonisierend (Herz, Magen, Gebärmutter), krampflösend, gefäßverengend, abführend, entzündungshemmend, blutstillend, blutreinigend. **Anwendungen:** Augen-/Bindehautentzündung, Kopfschmerzen, Übelkeit, Erbrechen, Verstopfung, Leberstörungen, Herzschmerzen, Menstruation (unregelmäßig, zu lange, hoher Blutverlust), Gebärmutterleiden, Sterilität, Sexualstörungen, Leukorrhöe, Blutungen, Krankheiten der Geschlechtsorgane, Schwangerschaftsleiden. **Haut:** Hautpflege aller Typen. **Emotionen/Geist:** Depressionen, Kummer, Leid, prämenstruelles Syndrom, Schlaflosigkeit, negative Stimmungslage; Aphrodisiaka. **Hinweis:** Ein wahres Frauen- und Herzöl; unentbehrlich für alle Parfums. Dieses kostbare teure

Öl gibt es in verschiedenen Duftnoten, entsprechend der Herkunftspflanze. Das teuerste und beste Öl wird aus der Bulgarischen – Damascener – Rose hergestellt. Folgende Rosen werden ebenfalls zur Ölgewinnung verwendet: Rosa Damascena (Otto), Rosa Gallica, Rosa Centifolia. Reines Rosenöl kann sehr gut mit Geranienöl gemischt werden. Damit ist diese Mischung nicht so teuer und dennoch dominiert der wundervolle Duft der Rose.

Rosenholz

(Aniba rosea odora)

Aus Rinde und Holz des Baumes. **Eigenschaften:** NERVENSTÄRKEND, BERUHIGEND, antibakteriell, leicht euphorisierend, hautpflegend, desodorierend. **Anwendungen:** Kopfschmerzen, Verdauungsstörungen. **Haut/Haar:** Hautpflege aller Typen (macht geschmeidige, glatte Haut), Bindegewebsschwäche (Schwangerschaftsstreifen); Deodorant; pflegt dunkles Haar. **Emotionen/Geist:** Nervosität, Streß, Aufregung, Verwirrtheit, Gedächtnisschwäche, leichte Depressionen. **Hinweis:** Eine leichte, herbere und preiswertere Duftvariante der Rose.

Rosmarin

(Rosmarinus officinalis)

Aus den Blüten der Pflanze. **Eigenschaften:** ALLGEMEIN ANREGEND, NERVENANREGEND UND -STÄRKEND, WÄRMEND, muskelanregend, antiseptisch, krampflösend, gewebefestigend, herzstärkend/-unterstützend, verdauungsfördernd, windtreibend, schweißtreibend, harnflußsteigernd (entwässernd), schmerzlindernd, blutdrucksteigernd. **Anwendungen:** Augentrübung, Kopfschmerzen, Migräne, Grippe, Schnupfen, Husten, Keuchhusten, Bronchitis, Asthma, Herzrhythmusstörungen, Herzschwäche, Verdauungsstörungen, Blähungen, Durchfall, Dickdarmentzündung, Gallensteine, Gallenblasenentzündung, Leberentzündung, Gelbsucht, niedriger Blutdruck, Blutcholesterinspiegel (senkend), Nervenleiden, Rheuma, Gicht, allgemeine körperliche Schwäche. **Haut/Haar:** Haarausfall, Schuppen, Haarpflege und Farbauffrischung von dunklem Haar; Wundheilung (Verletzungen), allgemeine Hautpflege, Krätze, Zellulitis. **Emotionen/Geist:** Geistige Erschöpfung (anregend), Gedächtnisschwäche, allgemeine Trägheit/Antriebslosigkeit. **Hinweis:** Nicht dem abendlichen Bad zusetzen – regt an, wärmend in Badeölen; nicht bei Bluthochdruck verwenden.

Salbei

(Salvia officinalis)

Aus Blüten und Blättern der Pflanze. **Eigenschaften:** ALLGEMEIN ANREGEND UND KRÄFTIGEND, KRAMPFLÖSEND, UTERUSWIRKSAM, ANTISEPTISCH, magenstärkend, entschlackend, blutdrucksteigernd, adstringierend. **Anwendungen:** Zahnfleischentzündung, Zahnschmerzen, Mundschleimhautentzündung, Kopfschmerzen, Halsentzündung, Kehlkopfentzündung, Bronchitis, Asthma, träge Verdauung, Leber, Lunge, Harnwege, Appetitmangel, Lähmungserscheinungen, Schlaganfall, Menstruation (schwache, ausbleibende, schmerzende), Klimakterium, Leukorrhöe. **Haut/Haar:** Wundheilung, Mundgeschwüre, Ekzeme; Haarausfall; Insektenstiche. **Emotionen/Geist:** Konzentrationsschwäche (gut für »Kopf-Arbeiter«, regt den verbalen Ausdruck an,

»weckt« den Geist am Morgen). **Hinweis:** In hoher Dosierung toxisch! In Schwangerschaft und Stillzeit kontraindiziert. Desinfiziert sehr gut Raumluft (anwenden bei ansteckenden Krankheiten). Nicht bei Epilepsie verwenden. Ersatz ist das mildere, nichttoxische Muskatellersalbei.

Sandelholz

(Santalum album)

Aus dem Holz des Baumes. **Eigenschaften:** HAUTPFLEGEND, SCHLEIMLÖSEND, APHRODISIEREND, antiseptisch, krampflösend, windtreibend, harntreibend, entzündungshemmend. **Anwendungen:** Schnupfen, Bronchitis, Husten, Kehlkopfentzündung, Verdauungsstörungen, Durchfall, Blähungen, Übelkeit, Erbrechen, Sodbrennen, Blasenentzündung, Ausfluß, Entzündungen der männlichen Geschlechtsteile, Gonorrhöe, Leukorrhöe, eitrige Prozesse, Impotenz/Frigidität. **Haut/Haar:** Hautpflege aller Typen, besonders trockene Haut, Akne, Hautentzündung, Hautjucken. **Emotionen/Geist:** Nervosität, Depressionen, Angst, Schlaflosigkeit, Lethargie, Antriebsschwäche, Passivität; Aphrodisiaka (Impotenz/Frigidität). **Hinweis:** Ein »Männer-Öl«, wegen seines Holzduftes und seiner Wirkungen; exotisch harziger Duft; gut für Meditationen und spirituelle Übungen.

Sassafras

(Ocotea cymbarum)

Aus Wurzeln und Rinde des Baumes. **Eigenschaften:** Allgemein anregend und stärkend, schweißtreibend. **Anwendungen:** Allgemeine körperliche Schwäche, Blähungen,

Rheuma, Gicht, Menstruation (fördernd, schmerzlindernd), Syphillis, Fieber, Rekonvaleszens. **Haut:** Allgemein bei Hautkrankheiten und -reizungen. **Emotionen/Geist:** Geistige Erschöpfung, Trägheit, Konzentrationsschwäche. **Hinweis:** In der Schwangerschaft kontraindiziert; irritiert u. U. sensitive Haut. Da toxisch, nur vom Arzt anzuwenden!

Schwarzer Pfeffer

(Piper nigrum)

Aus der Frucht der Pflanze. **Eigenschaften:** VERDAUUNGSFÖRDERND, MAGENSTÄRKEND, WÄRMEND, aphrodisierend. **Anwendungen:** Schnupfen, Erkältung, Grippe, Fieber, Husten, Halsentzündung, Verdauungsstörungen, Blähungen, Durchfall, Übelkeit, Erbrechen, Verstopfung, Sodbrennen, Appetitmangel, Lebensmittelvergiftung, Muskelschwäche, Muskelschmerzen(-kater), Rheuma, Kältegefühl, Impotenz/Frigidität. **Emotionen/Geist:** Aphrodisiaka. **Hinweis:** Gering dosieren in Bad und Körperöl, da sonst hautreizend; angenehm wärmend im Bad. Leicht toxisch! Keine Einnahme!

Terpentin-Essenz

(*Pinus pinaster* u. a.)

Aus dem Harz der Kiefer u. a. Nadelhölzer. **Eigenschaften:** Antiseptisch, blutstillend, krampflösend, wundheilend. **Anwendungen:** Bronchitis, Tuberkulose, Infektionen des Urogenitaltraktes, Weißfluß, Darmkrämpfe, Blähungen, Würmer, Gallensteine, Neuralgien, Gicht, Rheuma, Ischias. **Haut/Haar:** Wunden, Krätze; Läuse.

Thymian

(Thymus vulgaris)

Aus den Blüten und Blättern der Pflanze. **Eigenschaften:** ALLGEMEIN ANREGEND, ANTISEPTISCH, KRAMPFLÖSEND, schleimlösend, nervenstärkend, harntreibend, schweißtreibend, blutdrucksteigernd. **Anwendungen:** Geschwächtes Immunsystem, allgemeine körperliche Erschöpfung, Keuchhusten, Bronchitis, Tuberkulose, Asthma, Erkältung, Grippe, Stirnhöhlenkatarrh, Halsentzündung, Kreislaufstörungen, Darminfektionen, Infektionen der Harnwege, Würmer, Menstruation (ausbleibende), Rheuma, Gicht, Arthritis, Leukorrhöe, zu wenig weiße Blutkörperchen, Impotenz/Frigidität. **Haut/Haar:** Mund-/Zahnfleischpflege, Wunden, Furunkel, Krätze; Läuse. **Emotionen/Geist:** Geistige Erschöpfung, Schwächegefühl, Lethargie; sexuelle Unlust. **Hinweis:** In der Schwangerschaft und bei Bluthochdruck kontraindiziert. **Nicht** für Kleinkinder unter 3 Jahren anwenden!

Tea-Tree

(Melaleuca alternifolia)

Aus den Blättern und jungen Zweigen des Baumes. **Eigenschaften:** INFEKTIONSHEMMEND, ANTISEPTISCH, ANTIBAKTERIELL, KEIMTÖTEND, wundheilend. **Anwendungen:** Alle Infektionen, alle Bakterien, Pilze und Viren: Scheideninfektionen, Darminfektionen (Candida a.), Mundschleimhautentzündung; geschwächtes Immunsystem, Krebs, AIDS. **Haut:** Wunden, Verletzungen, Akne, Pickel, Hautpilz. **Hinweis:** Verwandt und oft verwechselt mit Cajeput und Niaouli. Tea-Tree findet immer mehr Anwendungsmöglichkeiten. Es ist nichttoxisch, es kann in hohen Dosen eingenommen werden.

Tuja

(Tuja occidentalis)

Aus Blättern und Rinde des Baumes. **Eigenschaften:** Schleimlösend, harntreibend. **Anwendungen:** Blasenentzündungen, Prostatavergrößerung, Rheuma, Würmer, Krebs, Prophylaxe bei Geschlechtskrankheiten. **Haut:** Warzen. **Hinweis:** Kann Krämpfe auslösen! Nicht bei Epilepsie anwenden! Da toxisch, nur vom Arzt anzuwenden!

Vetiver

(Vetiveria zizanoides)

Aus dem Gras. **Eigenschaften:** Nervenstärkend, beruhigend. **Anwendungen: Haut:** Hautpflege reiferer Haut. **Emotionen/Geist:** Angst, Hysterie, Unruhe, Streß, Nervosität. **Hinweis:** Erfrischendes Badeöl; gut zum Abrunden von Parfums; rauchiger Limonenduft; ergibt mit Sandelholz eine gute Mischung.

Wacholder

(Juniperus communis)

Aus den Früchten und Blättern des Busches. **Eigenschaften:** ANTISEPTISCH (ATMUNGSORGANE, BLUT, VERDAUUNGSORGANE), NERVENSTÄRKEND, BERUHIGEND, ALLGEMEIN KRÄFTIGEND, BLASEN- UND HARNWEGEWIRKSAM, krampflösend, gewebefestigend, entgiftend, abführend, harntreibend, magenstärkend, verdauungsanregend, blutreinigend, tonisierend, aphrodisierend. **Anwendungen:** Kehlkopfentzündung, Husten, Verdauungsstörungen, Verstopfung, Blähungen, Koliken, Nierensteine, Leberentzündung, Blasenkatarrh, Würmer, zu starker Harnfluß, Harnwegsinfektionen, schmerzhaftes Urinieren, Ausfluß aller Art, Blutreinigung, Menstruation (ausbleibende, schmerzhafte), Erektionsschwäche, Spasmen, Rheuma, Gicht, Hämorrhoiden, allgemeine körperliche Schwäche. **Haut:** Hautpflege/-reinigung/-entzündung, Wunden, Verletzungen, Akne, Ekzeme, Geschwüre, Zellulitis. **Emotionen/Geist:** Nervosität, Angst, Sorgen, Kummer, Verwirrung, phobische Anfälle, Schlafschwierigkeiten, Verwirrtheit, Gefühl von Schwäche. **Hinweis:** In der Schwangerschaft kontraindiziert. Aromastoff für Gin.

Weihrauch

(Boswellia thurifera)

Vom Harz des Baumes. **Eigenschaften:** GEISTKLÄREND, HAUTPFLEGEND, UTERUSWIRKSAM, gefäßverengend, antiseptisch, adstringierend, beruhigend, verdauungsfördernd, harntreibend. **Anwendungen:** Bronchitis, Husten, Schnupfen, Verdauungsstörungen, Infektionen der Harnwege, Blase, Nieren, Gebärmutterleiden, Blutungen, Leukorrhöe, Gonorrhöe, Spermatorrhöe, Menstruation (lange, starker Blutverlust). **Haut:** Hautpflege der reiferen Haut (verjüngend), Zellerneuerung, Wundheilung bei Verletzungen. **Emotionen/Geist:** Angst, Sorgen, Unruhe, Desorientiertheit, Überreaktionen. **Hinweis:** In der Schwangerschaft kontraindiziert.

Ylang-Ylang (Ylang)

(Cananga odorata)

Von den Blüten des Baumes. **Eigenschaften:** BERUHIGEND (ATMUNG, HERZ), APHRODISIEREND, antiseptisch, blutdrucksenkend. **Anwendungen:** Bluthochdruck, Herzrasen/-klopfen, Hyperpnoe (vertiefte Atmung), Hyperventilation, Impotenz/Frigidität. **Haut:** Allgemeine Hautpflege. **Emotionen/Geist:** Nervosität, Angst, Depressionen, Schlaflosigkeit, Aphrodisiakum, Unfähigkeit zu genießen, Verspanntheit (ein Duft für Sexualität, Schönheit und Liebe). **Hinweis:** Langanhaltender, angenehmer Duft; gering dosieren, da starke Duftintensität.

Ysop

(Hyssopus officinalis)

Aus den Blütenknospen der Strauchpflanze. **Eigenschaften:** BLUTDRUCKREGULIEREND, ALLGEMEIN KRÄFTIGEND, SCHLEIMLÖSEND, LUNGENWIRKSAM, nervenstärkend, anregend, antiseptisch, krampflösend, fiebersenkend, magenstärkend, harntreibend. **Anwendungen:** Erkältung, Schnupfen, Asthma, Grippe, Bronchitis, Keuchhusten, Atemnot, Tuberkulose, Entzündungen im Hals-/Mundbereich, Ohrenentzündung, Fieber, Verdauungsstörungen, Würmer, Blähungen, Appetitmangel, Leukorrhöe, Kreislaufstörungen, Blutdruckschwankungen, Menstruation (ausbleibende), Rekonvaleszenz. **Haut:** Hautentzündungen, Wunden, Verletzungen, Prellungen, Quetschungen, Ekzeme, Herpes I. **Emotionen/Geist:** Geistige Erschöpfung, Konzentrationsschwäche. **Hinweis:** In der Schwangerschaft kontraindiziert. Wertvolles Erkältungsmittel; gut für die Luftreinigung; nicht anwenden bei Epilepsie (!); generell gering dosieren.

Zeder

(Cedrus atlantica)

Aus Blättern, Zweigen und Holz des Baumes. **Eigenschaften:** HAUTPFLEGEND, SCHLEIMLÖSEND, BLASENWIRKSAM, harntreibend, antiseptisch, beruhigend. **Anwendungen:** Schnupfen, Bronchitis, Blasenentzündung, Blasenschmerzen, Nierenbeckenentzündung, Gonorrhöe. **Haut/Haar:** Allgemeine Hautpflege, Hautentzündung, Akne, Ekzeme; Haarpflege, fettiges Haar, Schuppen. **Emotionen/Geist:** Depressionen, Angst. **Hinweis:** In der Schwangerschaft kontraindiziert; hautreizend in hoher Dosierung; insektenfeindlich (Motten); Zedernöl, ein feines Holzduft-Erlebnis, ist bevorzugt in Männer-Düften enthalten.

Zimt

(Cinnamomum ceylanicum)

Aus Rinde oder Blättern des Baumes. **Eigenschaften:** STARK ANTISEPTISCH, FÄULNISHEMMEND, aphrodisierend, blutstillend, kreislaufanregend, krampflösend. **Anwendungen:**

Allgemeine körperliche Schwäche, Erkältung, Grippe, Husten, Bronchitis, Verdauungsstörungen, Magenschwäche, Blähungen, Durchfall, Darmkrämpfe, Darmfäulnis, Menstruation (schwache *und* bei hohem Blutverlust), Blutungen, Impotenz/Frigidität. **Haut/Haar:** Krätze, Läuse. **Hinweis:** In der Schwangerschaft kontraindiziert; toxisch – gering dosieren (!); guter Luftreiniger (mischen mit Bergamotte).

Zirbelkiefer

(Pinus cembra)

Aus den Nadeln des Baumes. **Eigenschaften:** Antiseptisch, schleimlösend, belebend. **Anwendungen:** Infektionen der Atemwege, Erkältung, Husten, Katarrh, Bronchitis. **Emotionen/Geist:** Konzentrationsschwäche, geistige Müdigkeit. **Hinweis:** Macht frisch und wach; gutes Sauna-Öl.

Zitrone

(Citrus limonum)

Aus dem Saft der Samen, Schale, Früchte. **Eigenschaften:** ANTIBAKTERIELL, ANTISEPTISCH, AKTIVIERT WEIẞE BLUTKÖRPER, herzstärkend, fiebersenkend, nervenstärkend, harntreibend, blutbildend, blutstillend, lungenstärkend, verdauungsfördernd, blutdrucksenkend. **Anwendungen:** Allgemeine körperliche Schwäche, alle Infektionskrankheiten, Kopfschmerzen, Migräne, Sinusitis, Fieber, Grippe, Asthma, Verdauungsstörungen, Magengeschwüre, Magenübersäuerung, Erbrechen, Blähungen, Durchfall, Ruhr, Typhus, Würmer, Appetitmangel, Arterienverkalkung, Bluthochdruck, Bluter-Krankheit, Leberzirrhose, Leberfunktionsschwäche, Gelbsucht, Rheuma, Gicht, Arthritis, Gonorrhöe, Syphilis. **Haut:** Hautreinigung, Akne, Pickel, Flechten, Krampfadern, Furunkel, Ausschlag, Warzen, eiternde Wunden, Sommersprossen, Talgüberproduktion, Insektenstiche. **Emotionen/Geist:** Geistige Erschöpfung, Verwirrung, Lethargie. **Hinweis:** Irritiert u. U. sensitive Haut; gering dosieren, nicht ständig benutzen; gut gegen Insekten.

Zwiebel

(Allium cepa)

Aus Pflanzenknolle. **Eigenschaften:** ALLGEMEIN ANREGEND, ANTISEPTISCH, HARNTREIBEND, BLUTZUCKERSENKEND, schleimlösend, hautpflegend, entwässernd, nervenstärkend. **Anwendungen:** Allgemeine körperliche Schwäche, Stoffwechselstörungen, Flüssigkeitsstau im Körper, Migräne, Infektionen der Atemwege, Grippe, Verdauungsstörungen, Würmer, Durchfall, Drüsenfunktionsstörungen, Infektionen des Urogenitaltrakts, Arteriosklerose, Prostata-Erkrankungen, Lymphknotenentzündungen, zu hoher Blutzuckerspiegel (Diabetes), Rheuma, Arthritis, Gallensteine, allgemeine Alterserscheinungen. **Haut:** Hautentzündungen, Abszesse, Furunkel, Warzen, Sommersprossen, Nagelbettentzündungen, Insektenstiche. **Emotionen/Geist:** Geistige Erschöpfung. **Hinweis:** Gut als Insektenmittel.

Zypresse

(Cupressus sempervirens)

Aus den Blättern und Zapfen des Baumes. **Eigenschaften:** BLUTSTILLEND, UTERUSWIRKSAM, GEFÄSSVERENGEND, schweißhemmend (desodorierend), leberwirksam, krampflösend, schmerzlindernd, beruhigend. **Anwendungen:** Zahnfleischbluten, Asthma, Keuchhusten, Krampfhusten, Bluthusten, Grippe, Durchfall, Lebererkrankungen, Menstruation (lange, starker Blutverlust), Klimakterium, Spasmen, Rheuma, Hämorrhoiden, Bettnässen, eitrige Prozesse. **Haut:** Hautpflege fettiger Haut, Krampfadern, Zellulitis, starke Schweißproduktion. **Emotionen/Geist:** Nervosität, Unruhe, Gereiztheit. **Hinweis:** Erfrischendes, entspannendes Badeöl; gut gegen Insekten.

Welche ätherischen Öle bei welchem Symptom

Dem folgenden alphabetischen Symptom-Register können Sie noch einmal zusammenfassend entnehmen, bei welchem Symptom welches ätherische Öl zur Anwendung kommt bzw. welche Wirkungen damit erzielt werden. Die Seitenangaben in Klammern beziehen sich auf den Textteil bis Seite 106. Die Verbindung zu dem Kapitel »Gebräuchliche und käufliche ätherische Öle in alphabetischer Reihenfolge« läßt sich über die im Register aufgeführten Öle herstellen.

Abortiv (S. 28, 66 f.):
Basilikum, Kampfer, Karotte, Majoran, Minze, Myrrhe, Origano, Pennyroyal, Pfefferminze, Salbei, Thymian, Ysop, Zeder, Zimt

abführend, s. Verstopfung

Abszeß:
– *kalter* (S. 61):
Bergamotte, Kamille, Knoblauch, Lavendel, Tea-Tree
– *warmer* (S. 61):
Zwiebel

Ansteckungsgefahr:
Eukalyptus, Knoblauch, Lavendel, Nelke, Rosmarin, Tea-Tree, Wacholder, Zimt

antibakteriell/antiseptisch (S. 37, 45, 50, 74, 82):
Benzoe, Bergamotte, Bohnenkraut, Cajeput, Eukalyptus, Fichte, Immortelle, Ingwer, Knoblauch, Latschenkiefer, Myrte, Nelke, Niaouli, Origano, Pfefferminze, Pinie, Rose, Salbei, Tea-Tree, Thymian, Wacholder, Zimt, Zitrone, Zwiebel

Apathie:
Cajeput, Jasmin

aphrodisierend (S. 86 f., 93):
Bohnenkraut, Fichte, Jasmin, Kardamom, Koriander, Majoran, Musk, Muskatellersalbei, Neroli, Patschuli, Rose, Sandelholz, Schwarzer Pfeffer, Thymian, Wacholder, Ylang, Zimt

Appetitmangel:
Eisenkraut, Estragon, Grapefruit, Ingwer, Kardamom, Knoblauch, Koriander, Kümmel, Mandarine, Myrrhe, Origano, Salbei, Schwarzer Pfeffer, Zitrone

Arteriosklerose:
Knoblauch, Rosmarin, Wacholder, Zitrone, Zwiebel

Arthritis, s. Rheuma

Asthma (S. 36, 38, 49, 51):
Anis, Benzoe, Eukalyptus, Knoblauch, Lavendel, Majoran, Melisse, Myrte, Origano, Pfefferminze, Rosmarin, Salbei, Thymian, Ysop, Zitrone, Zypresse

Bindegewebsschwäche (S. 48, 80):
Rose, Rosenholz

Bindehautentzündung (S. 54, 115):
Geranie, Lavendel, Römische Kamille, Rose

Blähungen:
Anis, Bergamotte, Bohnenkraut, Cumin, Estragon, Fenchel, Ingwer, Kardamom, Knoblauch, Koriander, Kümmel, Lavendel, Majoran, Muskat, Muskatellersalbei, Myrrhe, Nelke, Orange, Origano, Pennyroyal, Pfefferminze, Römische Kamille, Rosmarin, Sandelholz, Sassafras, Schwarzer Pfeffer, Terpentin-Essenz, Wacholder, Ysop, Zimt, Zitrone

Blase:
– *Blasenentzündung/infektion:*
Eukalyptus, Fichte, Grapefruit, Knoblauch, Lavendel, Myrte, Petersilie, Sandelholz, Thymian, Wacholder, Zeder
– *Blasenkatarrh:*
Bergamotte, Eukalyptus, Knoblauch, Lavendel, Römische Kamille, Sandelholz, Wacholder, Zeder
– *Schmerzen beim Urinieren:*
Wacholder, Zeder

Blasen (Haut):
Eukalyptus

Blut (S. 96):
– *Blutarmut:*
Römische Kamille, Thymian, Zitrone
– *blutdrucksenkend* (S. 43):

Diphterie:
Bergamotte

Drüsenfunktionsstörungen:
Zwiebel

Ekzem (S. 62):
Bergamotte, Geranie, Lavendel, Römische Kamille, Salbei, Wacholder, Ysop, Zeder

Entgiftung (S. 43):
Fenchel, Römische Kamille, Wacholder

entspannend (S. 39, 42, 43, 47, 71, 87):
Bergamotte, Geranie, Jasmin, Lavendel, Melisse, Neroli, Orange, Rose, Ylang, Zeder

entzündungshemmend (S. 45, 52, 58, 64, 74):
Lavendel, Muskatellersalbei, Myrrhe, Pfefferminze, Römische Kamille, Rose, Sandelholz

Epilepsie:
Basilikum, Lavendel, Rosmarin; kontraindiziert: Kampfer, Salbei, Tuja, Ysop

Erbrechen (S. 56, 67):
Anis, Basilikum, Kampfer, Kardamom, Lavendel, Melisse, Pfefferminze, Römische Kamille, Rose, Sandelholz, Schwarzer Pfeffer, Zitrone

Erektionsschwäche (S. 87, 88):
Wacholder, Fichtennadel, Pfeffer, Zimt

Flöhe:
Eukalyptus, Geranie, Lavendel, Nelke, Rosmarin, Zitrone

Frigidität, s. Impotenz

Furunkel:
Bergamotte, Lavendel, Muskatellersalbei, Niaouli, Römische Kamille, Thymian, Zitrone, Zwiebel

Fuß:
– *Fußpilz* (S. 62):
Lavendel, Myrrhe, Tea-Tree
– *Fußschweiß* (S. 44):
Fichte, Zypresse

Galle:
– *anregend* (S. 96):
Grapefruit, Karotte, Lavendel, Rose, Rosmarin
– *Gallenblasenentzündung:*
Fichte, Petersilie, Rose, Rosmarin
– *Gallensteine:*
Bergamotte, Eukalyptus, Lavendel, Petersilie, Pfefferminze, Rosmarin, Terpentin-Essenz, Zwiebel

Gastritis:
Kamille

Gebärmutterleiden (S. 68 ff.):
Jasmin, Melisse, Muskatellersalbei, Myrrhe, Petersilie, Rose, Weihrauch, Zypresse

Geburtsschmerz und Wehe (S. 67):
Jasmin, Lavendel, Muskatellersalbei, Myrrhe, Salbei

Harn:

– *Harnproduktion anregend:*

Anis, Fenchel, Kampfer, Knoblauch, Lavendel, Rosmarin, Salbei, Wacholder, Zwiebel

– *Harnstein:*

Fenchel, Geranie, Kamille, Knoblauch, Wacholder, Ysop, Zitrone

– *harntreibend:*

Arnika, Benzoe, Fenchel, Geranie, Kampfer Kardamom, Kümmel, Lavendel, Petersilie, Römische Kamille, Tuja, Wacholder, Ysop, Zeder, Zitrone, Zwiebel

– *Harnweginfektion:*

Benzoe, Bergamotte, Cajeput, Eukalyptus, Fenchel, Geranie, Lavendel, Myrte, Petersilie, Salbei, Thymian, Wacholder, Weihrauch, Zitrone, Zwiebel

Haut:

– *Abschürfungen:*

Nelke

– *alternde* (S. 54, 78, 79, 80):

Myrrhe, Patschuli, Vetiver, Weihrauch

– *Ausschlag:*

Kamille, Zitrone

– *bräunend* (S. 81):

Bergamotte, Karotte

– *desodorierend* (S. 76):

Arnika, Benzoe, Bergamotte, Fichte, Muskatellersalbei, Pinie, Rosenholz, Zypresse

– *Entzündungen* (S. 45, 53, 75, 76, 77, 78):

Blaues Veilchen, Cajeput, Geranie, Immortelle, Jasmin, Kamille, Lavendel, Muskatellersalbei, Pennyroyal, Pfeffer-

pentin-Essenz, Thymian, Wacholder, Weihrauch, Ysop
– *Zellerneuerung* (S. 46, 48, 74, 76):
Lavendel, Neroli, Patschuli, Rose, Sandelholz, Weihrauch

Hefepilz (S. 45):
Bergamotte, Knoblauch, Lavendel, Pfefferminze, Rose, Tea-Tree, Zwiebel

Heiserkeit:
Jasmin, Myrrhe, Thymian, Zitrone, Zypresse

Herpes I:
Bergamotte, Eukalyptus, Grapefruit, Kampfer, Melisse, Tea-Tree, Ysop

Herpes II (S. 44):
Bergamotte, Grapefruit, Tea-Tree

Herz:
– *anregend/stärkend* (S. 94):
Cumin, Kampfer, Knoblauch, Lavendel, Majoran, Melisse, Neroli, Pfefferminze, Rose, Rosmarin, Ysop
– *beruhigend:*
Kümmel, Lavendel, Melisse, Neroli, Pfefferminze, Römische Kamille, Rose, Ylang
– *Herzklopfen:*
Lavendel, Melisse, Neroli, Ylang
– *Rhythmusstörungen:*
Kampfer, Neroli, Pfefferminze, Rosmarin
– *Schmerzen:*
Rose
– *Schwäche, akute/Versagen:*
Cumin, Kampfer, Rosmarin

Hexenschuß:
Ingwer

hormonausgleichend:
Zitrone

Hühnerauge:
Fenchel, Knoblauch

Husten (S. 36, 38, 49, 56, 72):
Anis, Benzoe, Eukalyptus, Fichte, Jasmin, Kardamom, Majoran, Myrrhe, Myrte, Niaouli, Pfefferminze, Rosmarin, Sandelholz, Schwarzer Pfeffer, Thymian, Wacholder, Weihrauch, Ysop, Zimt, Zirbelkiefer, Zypresse

Hyperventilation:
Ylang

Hysterie, s. beruhigend

Immunsystem stärkend (S. 47, 96):
Angelikawurzel, Cajeput, Eukalyptus, Knoblauch, Niaouli, Tea-Tree, Thymian

Impotenz (S. 44, 60, 88):
Anis, Bohnenkraut, Fichte, Ginseng, Ingwer, Koriander, Muskatellersalbei, Sandelholz, Schwarzer Pfeffer, Thymian, Wacholder, Ylang, Zimt, Zwiebel

Infektionen (S. 42, 45, 49, 50, 72):
Angelikawurzel, Fichte, Immortelle, Knoblauch, Myrte, Nelke, Niaouli, Origano, Tea-Tree, Thymian, Zimt, Zitrone, Zwiebel

Koliken (S. 43, 53):
Anis, Benzoe, Bergamotte, Fenchel, Kardamom, Lavendel, Majoran, Melisse, Muskatellersalbei, Pfefferminze, Römische Kamille, Schwarzer Pfeffer, Wacholder, Ysop

Konzentrationsmangel/Gedächtnisschwäche (S. 38, 49):
Basilikum, Eisenkraut, Eukalyptus, Kardamom, Lemongras, Nelke, Patschuli, Petitgrain, Pfefferminze, Rosenholz, Rosmarin, Salbei, Ysop, Zirbelkiefer

Kopfschmerzen (S. 31, 38, 44, 49, 50, 52, 54, 56, 57, 65, 69, 71):
Blaues Veilchen, Cajeput, Jasmin, Lavendel, Lemongras, Majoran, Melisse, Patschuli, Pfefferminze, Römische Kamille, Rose, Rosenholz, Rosmarin, Salbei, Zitrone

Krätze:
Bergamotte, Knoblauch, Lavendel, Nelke, Pfefferminze, Rosmarin, Terpentin-Essenz, Thymian, Zimt

Krampfadern (S. 48, 58, 62):
Bergamotte, Knoblauch, Zitrone, Zypresse

krampflösend (S. 43, 44, 53, 56, 71):
Lavendel, Muskatellersalbei, Majoran, Neroli, Römische Kamille, Zypresse

Krebs:
Estragon, Eukalyptus, Geranie, Knoblauch, Nelke, Petersilie, Tea-Tree, Ysop, Zwiebel, Zypresse

Kreuslauf:
– *anregend:*

Cumin, Kampfer, Knoblauch, Pinie, Rosmarin, Ysop, Zimt
– *beruhigend:*
Lavendel, Majoran, Melisse, Muskatellersalbei, Ylang, Ysop
– *Störungen:*
Ginseng, Knoblauch, Thymian, Ysop, Zypresse

Lähmungserscheinungen:
Lavendel, Pfefferminze, Rosmarin, Salbei

Läuse/Filzläuse:
Eukalyptus, Geranie, Lavendel, Lemongras, Nelke, Origano, Rosmarin, Terpentin-Essenz, Thymian, Zimt, Zitrone

Leber:
– *anregend:*
Fenchel, Karotte, Mandarine, Zitrone
– *entgiftend:*
Wacholder
– *Infektion/Entzündung:*
Karotte, Rosmarin, Salbei, Thymian, Zitrone, Zypresse
– *Störung:*
Römische Kamille, Rose, Rosmarin, Salbei, Thymian, Zitrone, Zypresse
– *Zirrhose:*
Zitrone

Lethargie:
Lemongras, Melisse, Muskat, Niaouli, Petitgrain, Sandelholz, Thymian, Zitrone

Leukorrhöe (S. 45):
Benzoe, Bergamotte, Eukalyptus, Lavendel, Majoran, Muskatellersalbei, Myrrhe, Pennyroyal, Rose, Rosmarin, Salbei, Sandelholz, Tea-Tree, Thymian, Weihrauch, Ysop

Leukozytose:
Bergamotte, Lavendel, Römische Kamille

Luftreinigung (S. 30, 36, 37):
Bergamotte, Citronella, Grapefruit, Lemongras, Orange, Vetiver, Ysop, Zitrone, Zimt

Lunge:
– *Entzündung:*
Fichte, Kampfer
– *unterstützend:*
Cajeput, Eukalyptus, Fenchel, Lavendel, Myrte, Nelke, Pfefferminze, Pinie, Salbei, Sandelholz, Thymian, Ysop, Zypresse

Lymphknotenentzündung:
Lavendel, Salbei, Wacholder, Zwiebel

Magen:
– *Geschwür/Magenschleimhautentzündung:*
Pennyroyal, Römische Kamille, Zitrone
– *Infektion:*
Immortelle
– *Katarrh:*
Geranie
– *Krämpfe* (S. 43, 52, 56, 71):
Basilikum, Cajeput, Cumin, Ingwer, Koriander, Kümmel, Majoran, Melisse, Muskatellersalbei, Orange, Pfefferminze, Römische Kamille, Zimt
– *Schmerzen* (S. 71):
Bohnenkraut, Estragon, Fenchel, Fichte, Geranie, Kampfer, Lemongras, Patschuli, Pfefferminze, Römische Kamille, Rosmarin, Ysop, Zimt

– *Schwäche:*
Bohnenkraut, Eisenkraut, Karamom, Lemongras, Mandarine, Origano, Salbei, Zimt
– *Übersäuerung:*
Pfefferminze, Zitrone

Mandelentzündung (S. 62):
Bergamotte, Thymian, Zimt

Menstruation:
– *ausbleibende* (S. 66, 69):
Basilikum, Estragon, Fenchel, Jasmin, Karotte, Kümmel, Lavendel, Majoran, Melisse, Muskat, Muskatellersalbei, Myrrhe, Nelke, Origano, Rosmarin, Salbei, Thymian, Wacholder, Ysop, Zimt, Zypresse
– *Krämpfe/Schmerzen* (S. 44, 45, 52, 53, 64f., 66, 69):
Anis, Benzoe, Bergamotte, Ingwer, Jasmin, Karotte, Kümmel, Lavendel, Majoran, Melisse, Muskatellersalbei, Pfefferminze, Römische Kamille, Rose, Salbei, Tea-Tree, Ysop
– *prämenstruelles Syndrom* (S. 64f., 68f.):
Basilikum, Bergamotte, Jasmin, Majoran, Muskatellersalbei, Rose, Wacholder
– *starke, mit hohem Blutverlust* (S. 66, 69f.):
Rose, Weihrauch, Zimt, Zypresse
– *unregelmäßige* (S. 45, 65):
Melisse, Muskatellersalbei, Rose

Migräne (S. 44):
Anis, Basilikum, Eukalyptus, Immortelle, Lavendel, Lemongras, Majoran, Melisse, Pfefferminze, Römische Kamille, Rosmarin, Zitrone, Zwiebel

Milz:
Fenchel, Petersilie

Mittelohrentzündung (S. 62f., 71):
Eukalyptus, Lavendel

Müdigkeit, s. anregend, Apathie oder Erschöpfung

Mund:
– *Entzündung* (S. 50):
Bergamotte, Ysop
– *Geruch* (S. 50, 82):
Bergamotte, Kardamom, Minze, Pfefferminze, Thymian
– *Geschwür* (S. 50, 63):
Myrrhe, Salbei
– *Schleimhautentzündung* (S. 50):
Geranie, Myrrhe, Salbei, Tea-Tree, Zitrone

Muskel:
– *Kater:*
Lavendel, Mandarine, Schwarzer Pfeffer
– *Schmerzen* (S. 43, 48, 53):
Cajeput, Ingwer, Lavendel, Mandarine, Römische Kamille, Rosmarin, Schwarzer Pfeffer, Wacholder, Zitrone

Nagelbettentzündung (S. 76):
Zwiebel

Nagelpflege (S. 76, 81):
Lavendel, Sandelholz, Zypresse

Nasenbluten (S. 63):
Weihrauch, Zitrone, Zypresse

Nasennebenhöhlenentzündung, s. Sinusitis

Nebennierenrinde anregend (S. 95):
Fichte, Geranie, Salbei

Nerven:
– *beruhigend* (S. 39):
Bergamotte, Lavendel, Kampfer, Majoran, Orange, Römische Kamille
– *Nervosität/Streß/Anspannung* (S. 36, 38, 42, 48, 54, 56):
Angelikawurzel, Basilikum, Benzoe, Bergamotte, Blaues Veilchen, Geranie, Jasmin, Kampfer, Karotte, Lavendel, Majoran, Mandarine, Melisse, Neroli, Patschuli, Petitgrain, Pinie, Römische Kamille, Rose, Rosenholz, Sandelholz, Verbena, Vetiver, Wacholder, Ylang, Zypresse
– *Schmerzen:*
Eukalyptus, Geranie, Koriander, Pfefferminze, Römische Kamille, Rosmarin
– *stärkend:*
Lavendel, Majoran, Muskatellersalbei, Petitgrain, Rosmarin, Salbei, Thymian, Zwiebel, Zypresse

Neuralgie:
Geranie, Terpentin-Essenz

Niere:
– *allgemein unterstützend* (S. 55, 95):
Eukalyptus, Muskatellersalbei, Sandelholz, Wacholder, Zeder
– *Entzündung:*
Eukalyptus, Römische Kamille, Weihrauch, Zeder
– *Nierensteine:*
Fenchel, Geranie, Wacholder

Ödem:
Geranie, Knoblauch, Rosmarin, Zwiebel

Ohnmacht:
Ingwer, Pfefferminze

Ohrenschmerzen (S. 52, 71):
Basilikum, Cajeput, Lavendel, Myrte, Römische Kamille, Ysop

oxydationshemmend, Speisen und Kosmetik:
Benzoe, Ingwer

Parodontose:
Orange

Phobie:
Jasmin, Melisse, Neroli, Wacholder

Pickel (S. 53, 74, 76, 78):
Lavendel, Tea-Tree, Zitrone

pilztötend (S. 58, 62, 76):
Angelikawurzel, Citronella, Fenchel, Immortelle, Kampfer, Muskat, Myrrhe, Römische Kamille, Tea-Tree, Thymian, Zimt

Prellung/Quetschung (S. 54, 63):
Fenchel, Kampfer, Lavendel, Petersilie, Salbei, Ysop

Prostataleiden:
Fichte, Jasmin, Zwiebel

Pruritus:
– *Haut:*
Lavendel, Pfefferminze, Römische Kamille, Sandelholz, Tea-Tree, Zeder
– *Scheide* (S. 45):
Bergamotte, Lavendel, Römische Kamille, Tea-Tree

Rachenentzündung (S. 50):
Cajeput, Eukalyptus, Geranie, Lavendel, Muskatellersalbei

Rekonvaleszenz:
Basilikum, Bergamotte, Ginseng, Muskatellersalbei, Nelke, Rosmarin, Thymian, Ysop, Zitrone

Rheuma (S. 43, 46, 49, 52):
Citronella, Estragon, Eukalyptus, Fichte, Ingwer, Kampfer, Knoblauch, Koriander, Lavendel, Lemongras, Majoran, Muskat, Origano, Römische Kamille, Rosmarin, Schwarzer Pfeffer, Terpentin-Essenz, Thymian, Wacholder, Zitrone, Zwiebel, Zypresse

Rückenschmerzen (S. 52, 67):
Lavendel, Majoran, Rosmarin, Schwarzer Pfeffer

Ruhr:
Zitrone

Scharlach:
Eukalyptus

Scheide, s. Pruritus

Spermatorrhöe:
Benzoe, Weihrauch

Sterilität:
Geranie, Rose, Salbei, Wacholder

Stimmverlust:
Lavendel, Thymian, Zitrone, Zypresse

Stirnhöhlenvereiterung (S. 49, 51):
Eukalyptus, Fichte, Lavendel, Myrte, Pfefferminze, Tea-Tree, Thymian, Zitrone

Stoffwechselstörung:
Zwiebel

Syphilis:
Petersilie, Zitrone

tonisierend (S. 43, 46):
Basilikum, Geranie, Jasmin, Kardamom, Koriander, Lavendel, Majoran, Muskat, Muskatellersalbei, Patschuli, Petersilie, Römische Kamille, Rose, Sandelholz, Wacholder, Ysop, Zimt

toxisch in zu hoher Dosierung:
Muskat, Nelke, Origano, Salbei, Zimt

Tripper, s. Gonorrhöe

Tuberkulose:
Bergamotte, Eukalyptus, Kampfer, Myrrhe, Origano, Pfefferminze, Sandelholz, Terpentin-Essenz, Thymian, Ysop

Tumor:
Cajeput

Typhus:
Zitrone

Übelkeit (S. 56, 67, 69):
Basilikum, Kardamom, Lavendel, Melisse, Minze, Pfefferminze, Rose, Sandelholz, Schwarzer Pfeffer

Überreiztheit (S. 38):
Karotte, Lavendel, Myrrhe, Weihrauch

Urogenitaltrakt-Infektion:
Lavendel, Myrrhe, Myrte, Tea-Tree, Terpentin-Essenz, Thymian, Wacholder, Zwiebel

Vaginalinfektion/Vaginitis:
Römische Kamille, Tea-Tree

Vegetative Dystonie:
Estragon, Lemongras, Rosmarin

Verbrennungen, s. Haut

Verdauungsstörung (S. 31, 56, 67):
Angelikawurzel, Anis, Basilikum, Bergamotte, Bohnenkraut, Cumin, Estragon, Eukalyptus, Fenchel, Ingwer, Kamille, Kardamom, Knoblauch, Koriander, Kümmel, Lavendel, Majoran, Mandarine, Melisse, Muskat, Muskatellersalbei, Myrrhe, Nelke, Orange, Origano, Petitgrain, Pfefferminze, Rosenholz, Rosmarin, Sandelholz, Schwarzer Pfeffer, Verbena, Wacholder, Weihrauch, Ysop, Zimt, Zitrone, Zwiebel

Literaturempfehlung

Susanne Fischer-Rizzi: Himmlische Düfte, Hugendubel Verlag, 1989
Robert B. Tisserand: Aromatherapie, Verlag Hermann Bauer, 1987
Jean Valnet: Aromatherapie, Gesundheit und Wohlbefinden durch pflanzliche Essenzen, Wilhelm Heyne Verlag, München, 1986
Erich Keller: Essenzen der Schönheit, Goldmann Verlag, München 1990
Erich Keller: Erlebnis Aromatherapie, Goldmann Verlag, München 1993

Der Autor veranstaltet im In- und Ausland ständig Vorträge und Seminare zu den Themen Aromatherapie, Psychoaromatherapie, Raumbeduftung und Streßreduktion im Privat- und Arbeitsbereich.

Für Seminarorte und -termine wenden Sie sich bitte an:

Erich Keller
Adling 29
85625 Glonn